マグノリア文庫　6-3

愛の栄養学

カロリーを超えて

講師：竹下 哲生

マグノリア・アグリ・キャンパス
2018 - 2019 福島 鏡石
講義録 ● vol.3

はじめに

本書は、マグノリア農園オープン（２０１８年4月29日）を記念して行われた講座と、マグノリア・アグリ・キャンパス（ＮＰＯ法人の３事業の１つ）で３回開催された「栄養学講座」の内容に、講師の竹下哲生氏自身に加筆修正していただいた講義録です。また、実験記録と寄稿文・コラムによって彩が添えられ、まとまった読み物になりました。マグノリア文庫のシリーズ 6-1『硫黄・塩・水銀プロセス〜農業・錬金術の３原理を学ぶ』、6-2『収穫〜人と空と大地―ともに稔るバイオダイナミック農法』に続く3作目にあたります。

この講座は、私にとって「目からうろこ」の連続でした。自分のこれまでの人生でしてきた食事で、自分はいったい何をして来たのか、客観的に思い知らされることになりました。橋本家の田畑でとれた米や野菜、母・祖母・曾祖母が作ってくれた料理、家族がそろって食べていた食卓、行事の際に家族総出で準備した祝善やお供え等々。思い出される食事シーンはたくさんありますが、家族が用意してくれた食事の意味を再確認する体験でした。

私は、14年弱、老人福祉施設で介護職をしてきましたが、その中でわき上がってきたのは、「できれば人生の最後まで健康でいたい」という思いでした。２人に１人が癌になる時代に、自分だけはその中に含まれない人生を・・・と切実に思うあまり、日々、健康に良いとする健康食品番組を見て食事に取り入れたり、健康を害した場合の保障はいくらあると足りるだろうかと、保険内容を吟味したりの日々でした。健康に良いとするものを手に入れていったら、お金がいくらあっても足りないし、すべてを網羅する保険にしたら、掛け金はいくらあっても足りない。もっと稼がなければ、安心な老後はやってこない・・・というのが、私の悩みでした。こんな、底なし沼の不安を抱えている方は、少なからずいらっしゃるのではないでしょうか。

この講座で学んだことにより、私は自分にとっての栄養が何で、現在の私が食べたいものは何なのか、その体はどんな状態なのか・・・という視点が持てたことが最大の収穫です。死んだような人生が蘇ったと言っても過言ではないくらいです。これからの自分の人生が楽しみでなりません。

そして、これから、これを意識して行っていくのだという自覚が生まれました。その気づきによって、マグノリア農園での作業が、より幸せなものになっていく感覚を得られたことは、何よりの喜びです。感謝を込めてこの本を皆様にお届けいたします。

橋本 京子（ＮＰＯ法人マグノリアの灯 理事）

愛の栄養学

〜カロリーを超えて〜

目次

5 栄養学の奥義へ　～味覚実験の導入～

1

福島で栄養について考える

*

マグノリア・アグリ・キャンパス

2018年4月29日(日)

福島鏡石

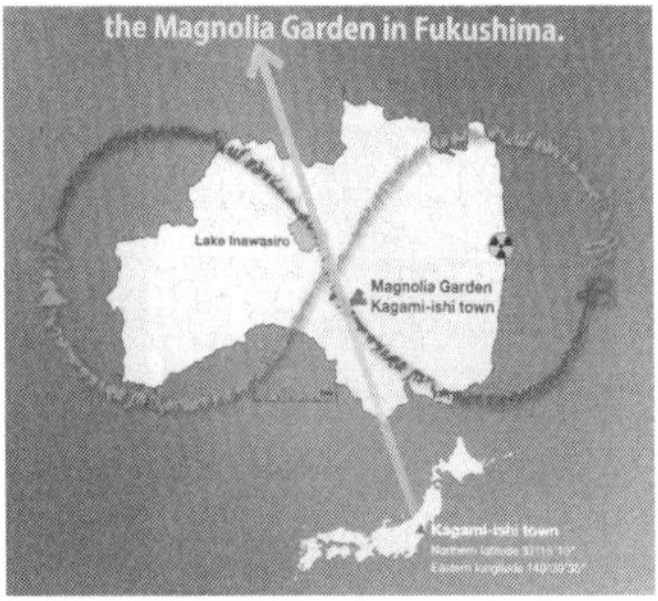

マグノリア農園英語版パンフレット

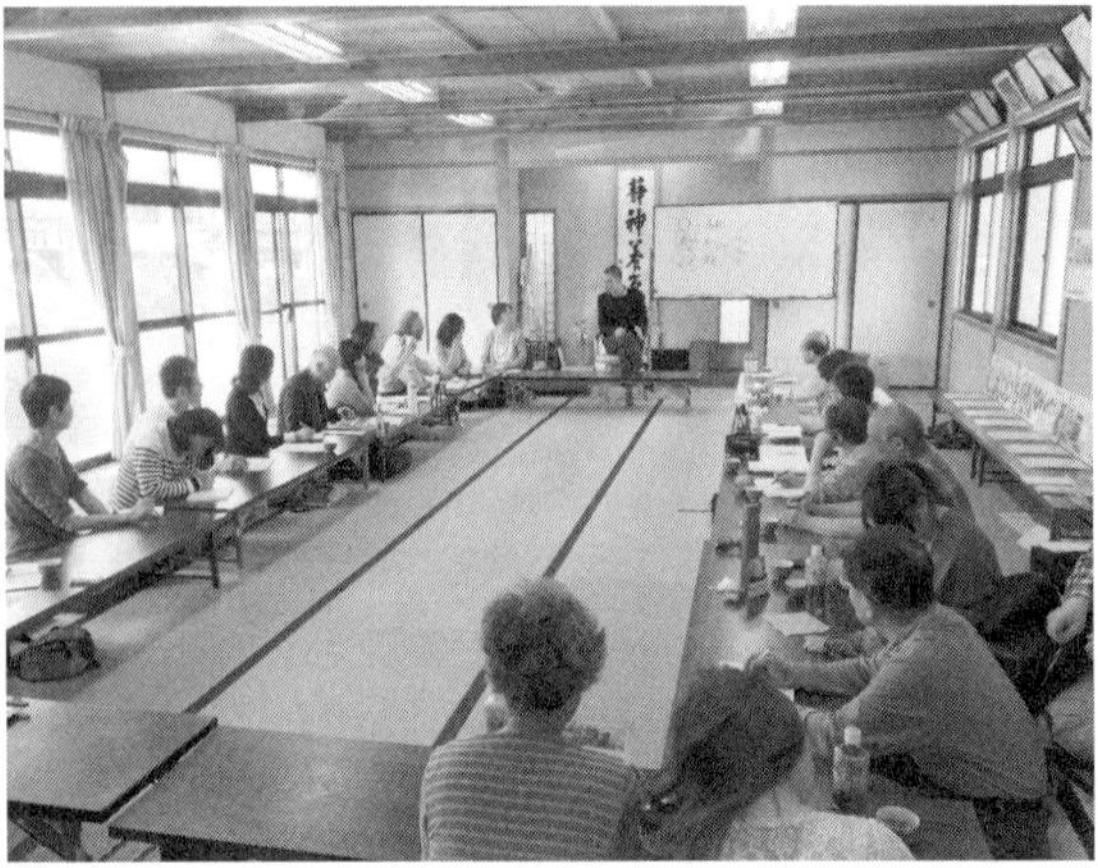

マグノリア農園オープニング・イベントでの講義
（鏡石さかい集会所にて）

マグノリア農園オープンにあたり

ご来場の皆さま、今日は遠いところから、マグノリア農園のオープンにお集まりいただきまして、誠にありがとうございます。

この素晴らしい日に僕は何を話すべきか色々と考えた結果、今日は栄養学についてお話しすることにしました。農園のオープンの日に、どうして栄養の話をするのかは、いちいち説明するまでもないでしょう。つまり農業で野菜を作るということは、それを食べるためだということです。

もちろんマグノリアの灯の活動が、単に「おいしい野菜を作って食べる」ことだけを目的にしている訳ではない、ということは僕も理解しています。とは言え、だからと言ってせっかく作った美味しい野菜を、食べずに捨ててしまうのはあまりにも、もったい無いですよね。そこでせっかくだから、自分たちが作った野菜を食べるということに、どういう意味があるのかということについて、僕なりに理解している事柄を皆さまにお話ししたいと思うのです。

ですから「これから栄養学のお話をします」と言いたいところなのですが、その前に一言だけ断っておかなければならないことがあります。それは僕が通常の意味での栄養学の専門家ではない、ということです。実際、僕は大学で栄養学を専攻していた訳でもなければ、また医学部で生化学や生理学の講義を受けていた訳でもありません。それどころか僕は日本の大学では何も学んでおらず、高校を卒業した後にドイツへ留学して、そこでキリスト教の司祭になるための勉強をしていたのです。そういった意味で、僕は栄養学に関してはズブの素人だと言うことができます。それにもかかわらず僕が、このように大勢の前で栄養についてのお話をしようとしていることには、それなりの「言い訳」があって然るべきだと思うのです。

さて、ここで少し唐突に聞こえるかも知れませんが、皆さまは「キリスト教の本質」というものをどうお考えでしょうか。あるいは世界に様々なかたちで存在する宗教の中で「キリスト教の特徴」を説明するとしたら、それに対して皆さまは何とお答えになるでしょうか。例えば日本の神道は多神教だけれども、キリスト教は一神教だとか、あるいはキリスト教は「愛の宗教」だけれども、仏教では「愛」というものを否定的に捉えている[*1]だとか、そういったことが頭に浮かぶ人もいるかも知れません。しかしこういったことは全て、僕にとっては実に表面的なことに過ぎないのです。

それでは僕が仮に、キリスト教のことを全く知らない友人から「結局のところキリスト教って、何をしている宗教なの？」と問われたら、僕は迷わず「キリストの体と血をいただく宗教」だと答えるでしょう。

ご存知のない方のために念の為に言っておくならば、キリスト教の中心には「ミサ」だとか「聖餐《せいさん》」だとか呼ばれている祭儀があります。それは集団礼拝の場、すなわち共同体の祈りをする場なのですが、そこに司祭による儀式が伴うのです。そして、この儀式の中でパンとワイン――これはアルコール発酵をしている必要は必ずしもなく、いわゆる「ぶどうジュース」であっても構いません――がキリストの体と、キリストの血に変容します（聖変化）。そして礼拝の最後には、このキリストの体と血を受け取るのですが、この瞬間がキリスト教において最も聖なる体験なのです（聖体拝領《せいたいはいりょう》）。

自然に「ダメ出し」できるのか

そういった意味でキリスト教というのは、祭壇の上での現実を飲んで食べることができる宗教だと言うことができます。そして、こういった圧倒的な**現実**を前にすると、愛だとか一神教だとかいう教理上の概念というのは何もかも、全く色褪せて見えてしまいます。言うまでもなく、そういった事柄は少しも間違ってはいません。しかし宗教の本質というのは「体験」の中にある現実なのであって、それ以外のことは全て二次的な問題なのです。ですから宗教が必ず有している「教え」というのは単に、この宗教的な現実（体験）を人に伝え、また意識化するための「理屈」に過ぎないのです。

ところが残念なことに多くの日本人は、この「教え」の方が宗教なのだと勘違いしてしまっています。そして、この勘違いは「宗教」という仏教用語が、英語の Religion の訳語として幕末期に採用され、それが明治初期に広まったこととも関係しているでしょう。本来の意味での宗教 Religion という言葉は、ラテン語の religio から派生したもので、それは「再び結び合わせる」という意味です。そして宗教において、何と何を「再び」結び合わせなければならないのかは、考えるまでも無いでしょう。それは、失われてしまった神と人間との関係性なのです。

つまり宗教というのは「教え」ではなくて、神に対する人間の**行為**なのです。そして、この特別な行為は「祭儀」だとか「祈り」だとか呼ばれているのですが、この本質を理解する手段として「教え」というものが存在するのです。少し専門的な話になってしまいますが、そうやって複雑に体系化された「理屈」のことを一般に**神学**と呼びます。つまり神学というのは宗教を「理解する」ための道具であって、神学から宗教は生まれないのです。

さて「栄養学を始める前に、どうしてこんな宗教の話を？」という疑問を抱いていらっしゃる方もいるかも知れませんが、もう既に本質的な話は始まっています。例えば自然科学というのは「自然に関する研究」であって、それは或る意味で「自然から叡智を学ぶ行為」だと言うことができます。そして言うまでもなく、自然に向き合うことで自然科学は生まれますが、自然科学から自然は生まれないのです。ここで僕が何を言おうとしているのかというと、つまり高慢になってしまった現代人に、然るべき「主従関係」を明らかにしようとしているのです。

宗教というのは神さまが作ったものであって、それを理解するために人間は神学というものを作りました。同様に自然を創造したのも神さまであって、それを理解したいという人間が自然科学を作ったのです。これは誰もが納得する、単純明快な「上下関係」だと言えるでしょう。ところが現代の自然科学者は今、何をしようとしているのでしょうか。それは皆さまもご存知のように、ゲノムを編集して自然を作ろうとしているのです。個人的な感覚を述べるならば僕は、自然の叡智から学ばなければならないことが、まだまだ沢山あると感じています。そこで僕は、ふと疑問に思うのです。この自然を「修正」しようとしている人たちは、本当に自然に「ダメ出し」できるほど賢い人たちなのだろうか、と。

言うまでもなく、これは飽くまでも「信仰の問題」です。つまり現代においては、議論してはならないアンタッチャブルな領域だということです。あるいは別の表現を用いるならば、これは僕の個人的な見解なのです。そして僕は個人的な見解として、神学には宗教が先行し、そして自然科学には自然が先行していると考えています。そして、この考えを更に拡張していくならば当然、医学には人体が先行しているということになるでしょう。そうだとするならば、人体を研究することで手に入れた医学を使って、病んだ人体を癒やすことは、病んだ人体を創造した神々に対する冒涜なのでしょうか。あるいは、そこには何か別の理屈が存在するのでしょうか。

同様に栄養学というのは、栄養摂取という生理活動を研究することで生まれたものです。そこで得られた知識に基づいて「カロリーオフ」の食品を求めるということには、どんな意味があるのでしょうか。

自分ではないものを取り入れる

さて少し話を戻してキリスト教というのは「神を食べる宗教」なのです。そして司祭の仕事というのは「祭壇の上でパンとワインをキリストの体と血に変容させることだ」と言うことができるでしょう。先程も言いましたように、僕は司祭になる為の勉強をしていた訳ですから、要するに僕はドイツでパンとワインをキリストの体と血に変容させる勉強をしていたということになるのです。あるいは別の表現を用いるならば、宗教を実践する為にはやはり、神学を学ぶこともまた不可欠だ、ということになるでしょう。

念の為に言っておきますと、僕は司祭に叙階[*2]していません。というのも学業の途中で体調を崩して一時帰国している間に――つまり病気の療養中に――日本で通訳や講演などの仕事が入ってしまい、そのままズルズルと今日まで来てしまったからです。そして流れ流れて気がつけば、皆さまもご覧のように「牛の魅力を多くの方々にお伝えする」という謎の職業に今は落ち着いているのです。まあ要するに、僕は「神学」は学んだけれども「宗教」を**生業**とはしていないのです。

――とまあ、こういう小難しい神学の勉強をしている中で、僕は栄養についても学びました。何故なら繰り返しになりますが、キリスト教の中心には「食べる」ということがあるからです。そして、そのときにまず教えられるのが、そもそも「栄養」というのは全体の一部に過ぎないということです。何故なら人間は栄養を通してだけではなく、**呼吸**と**知覚**を通しても外の世界に関わっているからです。

少し気持ちの悪い考えですが、例えば皆さまはお腹が空いた時に、自分の右手を食べようとするでしょうか。あるいは喉が渇いた時に、自分の汗を飲もうとするでしょうか。そうしないのは、そもそも栄養というものが「自分ではないものを取り入れる」ことだからに他なりません。それは何のために、と問われたならば「自分の体をつくるために」と答えるしか無いでしょう。つまり栄養というのは外の世界から、すなわち自然界から「自分ではないもの」を取り入れて、それを「自分のもの」にしていくプロセスのことなのです。

そして、ここでは自分の排泄物を摂取するという健康法がある、という事実は全く考慮しないことにします。ここで重要なことは栄養というものを、まずは人間の外の世界との関係性として抽象的に捉えるということです。そう考えるならば人間は単に食べ物を食べたり水を飲んだりしているだけではなく、呼吸をして空気を取り入れていることに気がつきます。実際、私たちは自分の吐いた二酸化炭素は吸わずに、植物の吐いた酸素を吸っています。そして、これと同じように「知覚する」ということも、外の世界を取り入れる過程だということに気がつくのです。

このように栄養というものを「外の世界（自然）から内側（人体）に流れ込んでくるもの」のひとつとして捉えてみたいのです。

知覚と呼吸

ということで、知覚から順番に見ていきましょう。言うまでもなく「知覚」というのは感覚を通して行われる体験のことで、感覚というものは一般に五つあるとされています。それが視覚、聴覚、嗅覚、味覚そして最後が触覚の五つですね。ですから赤から紫までの虹の七色、楽器の音や人の声、そして川のせせらぎや風の唸りや小鳥のさえずり、また生ゴミの臭いやバラの芳しい香り、そして甘い、酸っぱい、苦い、塩っぱいなどの味、また硬いとか柔らかいという触り心地などは全て、この「知覚」という領域に分類されることになるのです。

次に「呼吸」ですが、人間というのはずっと息をし続けなければ生きていけない、ということを私たちは知っています。つまり大地に実った食べ物を食べ、そして喉が渇けば水を飲まなければ生きていけないように、空気というエレメントもまた私たちにとって全く必要不可欠なものなのです。そして旅行をするときには、家から水や食べ物を持っていくことは可能ですが、出先で吸う空気までをトランクに詰めることはできません。そういうことをするのはおそらく、スキューバダイビングをしている人たちだけでしょう。何故なら酸素ボンベの中身というのは化学的に生成された純粋な酸素ではなくて、そのボンベに空気を詰めている場所の「普通の空気」なのですから。

最後の「栄養」という事柄もまた、誰にとっても全く身近なものでしょう。空気と同様に私たちは、栄養を摂取することなく生きていくことはできません。そして呼吸が空気のエレメントと関係しているように、栄養というのは主に土のエレメントと関係しています。食が細い人や、あるいはほとんど食事をすることに興味がない人のことを、私たちは「霞を食べて生きている」などと表現しますが、霞というのは軽い水であり、また重い空気であるという意味において、本当の意味での「食」ではないのです。

さて、たったこれだけの概念を知るだけで、人間の本質について深い考察をすることができます。例えば人間の頭に注目するならば、そこには異なる感覚器官が集中しているということに気がつきます。顔にはまず色を見る二つの目があり、匂いをかぐ鼻があり、そして味わう舌を持った口があり、そして左右には音を聞く耳があります。そういった意味で知覚というのは主に頭部に集中していて、人体の中では「上に」位置しているものだということがお分かりいただけると思います。

そういえば触覚のことを忘れていないか、という方もいらっしゃるでしょう。たしかに触覚というのは主に指先と手のひらで感じるものであって、それは頭からはずいぶんと遠い位置にあります。しかし眼の前に肌触りのよいタオルや毛布があったら皆さまは、どうされるでしょうか。おそらく皆さまは、ほっぺたでスリスリされると思うのです。つまり私たちは、本当は「頭で触りたい」のです。だけれども焼き立てアツアツのハンバーグをほっぺたでスリスリする訳にはいかないので、よく冷ましてから口の中で触るのです。そして人間の発達においては、何もかもを口の中に入れて触りたいという時期があります。

つまり人間というのは元来、清潔なものも汚いものも等しく口に入れて愛でたいのです。でも、そんなことをしていては体がもたないので、成長と共に特定のものしか口に入れなくなるのです。もう、そんな感覚は久しく忘れてしまったという人は是非、生まれたての赤ちゃんのプリプリのほっぺたを見てあげてください。どんなに心が乾いた人でも、絶対に自分のほっぺたでスリスリしたくなるはずでしょうから。そして親というのは奇妙な生き物で、全く入れる必要がないのに「痛くない」と主張するために、自分の子どもを無理して目の中に入れようとするのです。

旅行は現地調達

さて呼吸が胸と関係していることもまた、全く当然のことです。というのも吸った息は気道を通って肺まで降りて行き、そこでガス交換が行われるからです。肺というのは胸の右と左にあり、ちょうどその真ん中に心臓があります。そして代謝の老廃物としての二酸化炭素を、末端で多く含んで戻って来た「青い血」が右心房で受け止められて、右心室から肺に送られてそこで「赤い血」に戻り、そして左心房を経て左心室から全身へと送られます。そういった意味では「呼吸」という言葉は、生理学で言うところの「循環」という概念に近いのです。

そして次に栄養について考えてみると、興味深いことに気がつきます。というのも口で咀嚼されて飲み込まれた食べ物は、この肺と心臓のある「胸の領域」をスルーして、一気に胃の中にまで落ちていくからです。つまり栄養というのは胸ではなくて「腹の領域」と関係しているのです。ですから飲み込んだ水が気管に入ってしまって苦しい思いをしたことがある人ならば誰でも、この「胸」と「腹」が全く違うものであるということを知っているのです。つまり吸い込んだ空気は気道を通って肺（胸）に入り、それから上に向かって排泄されるのに対して、栄養物として飲み込んだ水と土は腹まで落ちて、そこから下に向かって排泄されるのです。

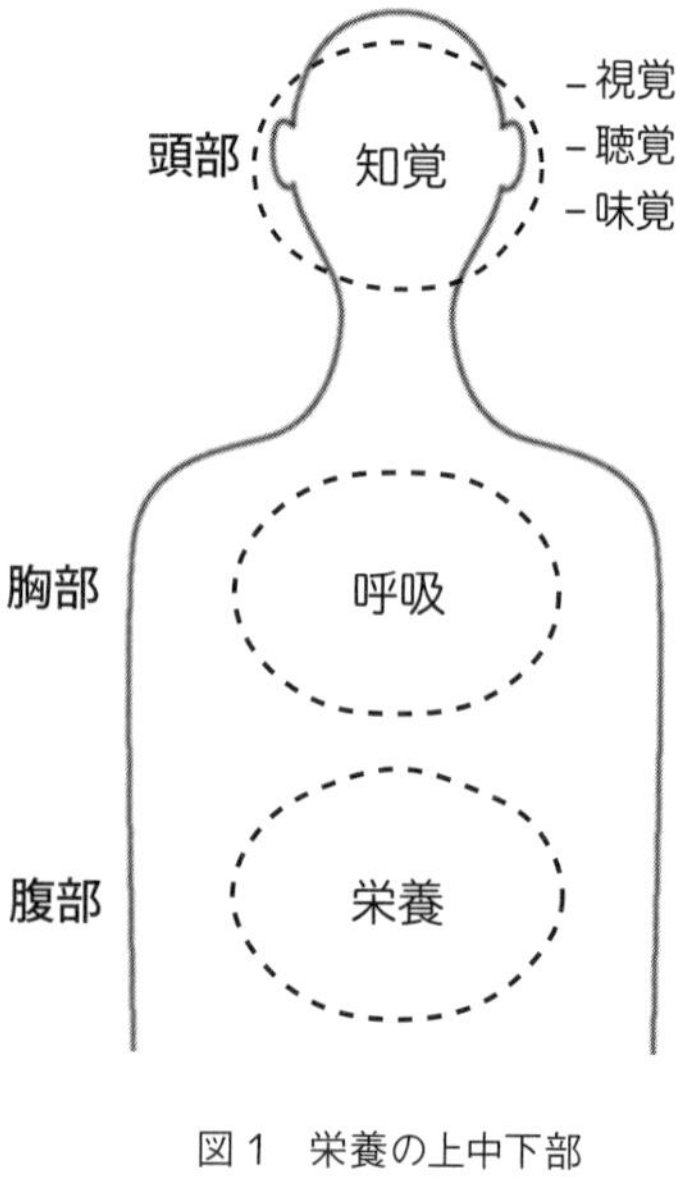

図１　栄養の上中下部

さて以上の概念を人体における上下の関係性に基づいて、改めて整理してみましょう。まず頭部に集中する知覚は人体の「上」に位置しているのに対して、栄養というのは腹で行われるものであって人体の「下」に位置していると言えます。そして呼吸をする胸は、ちょうどそれらの中間に位置していて、上部の活動と下部の活動を「循環する」ことで仲介します。人体の下部が栄養物という「モノ」に関わっているのに対して、人体の上部は光や音という知覚に、すなわち「重さの無いもの」に関わっています。そして胸で呼吸される空気というのは、物質のわりには随分と「掴みどころのないもの」だと言えるでしょう。

僕は先程、旅行に水や食べ物は持っていけるけれども、吸う空気は持って行けないという話をしました。何故ならば水や食べ物というのは、明らかに「モノ」だからです。そして実際、一泊二日の旅行くらいならば、現地の水を一切飲まず、そして現地の食べ物を一切口にせずに帰って来ることもできるでしょう。そして酷いアレルギー体質の人ならば、こういうことが実際にあるかも知れません。

これに対して旅行に行って、現地の知覚を全くせずに帰ってくる、ということは考えられるでしょうか。つまりヘッドホンとVRのスコープを身に着けたままで何処かへ出かけて行って、現地の感覚刺激を全く持たずに帰ってくる、ということです。つまり、その人はエッフェル塔に登ってもピラミッドに入っても、また自由の女神の前に来ても、ずっとVRのゲームをしている訳です。深く考えるまでもなく、この人が「旅行をした」とは言えないと思います。あるいは、この反対にグーグルアースを使えば、自分の部屋に居ながら世界中をヴァーチャルに「見て回る」ことも可能なのです。

そういった意味では「旅行をする」ということはすなわち、知覚と呼吸と栄養を「現地で調達する」ということだとも言えるでしょう。そして、これら三つの中でどれに重きをおくのかは、人によって異なります。例えば多くの日本人は旅行において「美味しいものを食べたい」と思います（栄養）。これに対してドイツ人は食にあまり興味がないかわりに歴史や文化、そして現地の人々の生活や気質に興味があります（知覚）。あるいは人によっては、その土地の空気が吸える、というだけで満足する人もいるかも知れません（呼吸）。

地球の多様性

僕は、こういった極端な対比を通して「上部の人間」と「下部の人間」の外の世界との関わりの違いを見て欲しいのです。つまり下部の人間は水や食べ物という物質、すなわち何らかの「モノ」を欲しているのに対して、上部の人間というのは知覚という非物質的なもの、いわば「コト」体験を求めているのです。そして現代においては上部の人間の欲求も、また下部の人間の欲求も「ヴァーチャルに満たす」ことが可能です。ですから上部の人間が旅行したいと言ったらルーヴル美術館のヴァーチャルツアーを行い（知覚）、下部の人間が旅行に行きたいと言ったら美味しいチーズをフランスからお取り寄せすることも可能なのです（栄養）。そして、この二つは全く異なる経路で私たちの手元に届きます。というのもデータはネット経由で一瞬で届くのに対して、フランス産のチーズは実際に「モノ」を現地から運んでこなければならないからです。

そして既に述べたように、この下部の人間が求めている栄養というのは、土のエレメントと関係しています。例えば香川県には小豆島《しょうどしま》という瀬戸内海の島があって、そこは日本で最初にオリーブ栽培が始まったことで有名なんですね。ですから小豆島に旅行に行く人は是非、小豆島産のオリーブを食べたいと思うのですが、残念ながら小豆島のオリーブ生産量があまりにも少ないので、小豆島で売っているオリーブのほとんどはスペイン産なんですよ。それでも「せっかくだから」ということで小豆島でスペイン産のオリーブを食べて家に帰ってみると、いつも家で使っているオリーブオイルがスペイン産だということに気がついて、ガッカリする訳です。

これは私たちが人間としてもっている当然の欲求だと言えます。つまりせっかく、旅行に行くのだから現地で食べるものは「その土地で育ったもの」にしたいということです。つまり旅行をするということは、自分が住んでいる土地を離れて、見知らぬ場所の「土を食べる」ということなのです。

僕はドイツでシャワーを浴びるたびに「水は運べない」ということを実感します。というのもドイツの水は基本的に硬水なので、それは顔や体を洗っていても「水のかたさ」を感じるからです。特に女性の場合は髪が長いので、硬水で洗うと髪がかたくなって手触りが悪くなるのを顕著に感じます。同様に硬水が肌に当たると、なんだか水が「ぶつかってくる」感覚があり、日本の軟水のように「染み込んでいく」感じがしません。僕は先程「旅行に飲水を持って行く」という話をしましたが、私たちはマドンナではないのでシャワーに使う水まで持って旅行する訳にはいかないのです。

このように旅行へ行きたいという欲求とは正反対に、自分が必要とする栄養物の全てを自分の暮らしている土地で全て賄いたいという欲求もあります。まあ、いわゆる「地産地消」ですね。僕は、こういう考え方を方向性としては好意的に受け止めながらも、それを狂信的《ファナティック》に実践することにはあまり賛成できません。何故なら地産地消という理想を完全に実現するということは、あたかも一生の間にどこにも旅行に行かないことを理想としているようなものだからです。

僕は、あの全く味気のない「和紅茶」[*3]を飲むたびに、地産地消の理想というのは、一生をケーニヒスベルクで過ごしたカント[*4]と、ずっと演奏旅行をしていたモーツァルト[*5]との間に見出すべきだと思うのです。そして少し脇道にそれますが、これと全く同じことは薬に対しても言えると思うのです。つまり仮に「日本で取れた薬草の方が、日本人の体に合っている」という大原則がどれだけ正しかったとしても、地域に対するエゴイズムが地球全体の多様性を否定することにつながってはいけないと思うのです。

思考は消化

さて水と土が「重さ」を持っているのに対して、空気は「軽さ」を持っています。例えば体重計に乗る時に、少しでも軽くなるように目いっぱい息を吸ったことのある方もいるのではないでしょうか。確かに私たちは胸いっぱい息を吸うと、何だか体が軽くなった気がします。実際にはおそらく、吸った空気の分だけ体重はわずかに重くなっているのでしょうけれども、感覚的には体は軽くなった気がします。そういった意味では胸は重さの無い世界、いわば「軽さ」の世界と関わっているとも言えるのです。

そして頭の領域に入るならば、この傾向は更に顕著になります。例えば全く何の知識もない人に比べて、百科事典をそっくりそのまま頭に記憶している博識な人のほうが、体重が3gだけ重いということは考えられるでしょうか。つまり人間というのは脂肪を貯め込むと体重が重くなるのですが、どれだけ知識をため込んでも体重は重くならないのです。それどころかイメージ的には、その反対のことが起きます。

例えば皆さまが子ども向けのアニメのキャラクターをデザインしているとして、いつも主人公に適切なアドバイスをくれる「ハカセ」をどのように描くでしょうか。あるいは、その反対に賢くはないけど優しくて力持ちな「ダンプ」を、どう描くでしょうか。僕だったら「ハカセ」は小柄で丸メガネにオカッパ、そして「ダンプ」は大柄で撫で肩の男の子にするでしょう。言うまでもなく「タンプ」は太鼓腹で長ズボンを履いているのに対して、「ハカセ」は半ズボンに蝶ネクタイでなければ辻褄が合いませんね。

このように下部の人間には大きさがあって重さがあるのに対して、上部の人間というのは主に非物質的なものに関わっています。そして上部の人間は非物質的であるが故に、意識を持っているとも言えます。実際、知覚というのは全く意識的なものですが、栄養というのは全く無意識的なものです。もし皆さまが「私は自分の消化を意識している」と言うのであれば、その人はおそらく下痢か便秘なのでしょう。つまり正常な消化のプロセスというのは、基本的に無意識の中で行なわれるということです。但し消化の延長線上にある「排泄」というものは、逆に意識的なものだと言わざるを得ません。もし尿や便の排泄が不随意的に行われているのならば、それは意識的な消化と同様に異常な状態だと言えるでしょう。

さて、ここから僕は少しだけ皆さまを混乱させることを言いたいと思います。それは「思考」という人間の不思議な活動についてです。これまでに述べてきた「上部」と「下部」という人体上での位置づけにおいて、この思考というものがどちらに属しているのかは明らかでしょう。そもそも「考える」というのは頭でやるものであって、もっと現代的に言うならば「脳」だということになるでしょう。つまり上部の人間、いわば知覚人間においてですね。ところが、それならばどうして私たちが何かを理解することを「消化する」と言うのでしょうか。あるいは私たちは、本当はお腹で考えているのでしょうか。

例えば、こういった事柄についての考察を始めるならば、ようやく私たちは「現実の把握」を始めたことになります。これまでに述べてきたような、知覚が頭で呼吸は胸で、そして栄養が腹で……という思考内容は、言ってみるならば「教科書的な知識」に過ぎません。そして残念ながら現実というのは、教科書よりもはるかに複雑なものなのです。だからといって僕は教科書には意味がない、と主張するつもりはありません。むしろ僕が言いたいのは正に、その反対で教科書的な知識を現実に「応用する」能力が、私たちには決定的に欠けているのです。

橋渡しする能力

そして一般論的な教科書と、個別に対処すべき現実を「つなぐ」能力を持っていない人は、全ての具体的な事例を「暗記」しようとします。例えばインターネットのことを全く理解していない人でも、画面の右上に扇形の波紋があればYoutubeは見れるけれども、無ければ見れないということまでは分かります。しかし、そうやって具体的な状況を単に「暗記」だけしようとする人は、ネットにつなげるためにWi-Fiの使える場所を探そうだとか、あるいはこのスマホは４Ｇや５Ｇ[*6]につなげないのだろうかと「考える」ことはないのです。

つまり、ここで言う「思考」という行為は、抽象的な教科書の一般論を、多様で具体的な現実につなげる行為なのです。そして、そこには必ず二つの方向性があります。第一は、これまでに述べてきたように、教科書的な「基礎問題」を、現実を把握する「応用問題」に変換することです。そして第二は、現実における無数の経験に基づいて「自分の教科書」を作るという方向性です。前者が一般から個別に向かっているのに対して、後者は個別から一般へと、いわば「遡って」います。そして前者が「問い」を立てているのに対して、後者は「答え」を探し求めています。それは、その人なりの「人生の答え」だと言えるでしょう。

さて何処かのエラい先生から聞いた難しい話を、一週間かけて消化したという本来の「問題」について、ここで改めて考えてみましょう。何かを「理解する」ということは、明確に頭の活動だと言えます。しかし頭を使って、考えに考えた結果として、そのエラい先生のお言葉が何処かの時点で「腑に落ちる」のです。こうして思考内容は、頭の領域を離れて腹の中へと入ってきます。体積も質量も持たないはずの思考内容が「重さ」を持ち始めます。だからこそ自分の考えに自信を持っている人の言葉には「重み」があるのです。これに対して自分が話していることを自分で信じていない人というのは、何故だか「浮足立っている」と言えます。そういう「宙を漂っている」ような思考は、誰の心も捉えません。それは、せいぜい賢い人の「頭」には捉えられるでしょうけれども、心のある「胸」には全然響かないのです。そして「歯が浮くような」言葉というのはつまり「思ってもいないこと」という意味なのでしょう。

そして更に話を先に進めましょう。仮に僕が「川崎へ行くには新宿と品川で乗り換えてください」と言ったら、それを皆さまはすぐに理解して行動に移すでしょう。しかし皆さまは、この時に僕の考えが「腑に落ちた」とは言わないはずなのです。あるいは僕の言った乗り換えに関する認識を「消化する」のに三秒かかった、とも言わないでしょう。

　そうではなく皆さまは、説明されて「ピンと来た」と言うはずなのです。例えば「キンキンに冷えたビール」という表現でもそうなのですが、ここでいう「ピン」という高い音には冷たさが含まれています。これに対して「腹」まで落ちて来る思考、腑に落ちる思考というのは暖かさを含んでいます。ですからもし、思考というものを冷たくて無味乾燥なものだと感じている人がいるならば、その人は生まれて来て一度も、本当の意味での思考をしたことがない、ということになるのです。

　私たちは何か本質的な話を聞いたとしても、それをすぐに「自分のものにする」ことはできません。それは時間を掛けて「消化」して、自分の「血」や「肉」へと変えていかなければならないのです。そして自分の身の丈に合わないくらいに沢山の「高尚な話」ばかりを聞いていると、場合によっては「消化不良」を起こしてしまうことも有り得るでしょう。それは自分の「やるべきこと」は山ほど知っているけれども、自分の「やりたいこと」は何もないという状態です。何故なら人間というのは一般論では動けないようにできているからです。

　そして教科書的な一般論を、実践的な「やる気」に変換する能力のことを、ここで僕は**思考**と呼びたいのです。つまり思考というのは理想と現実を、橋渡しする能力のことだと言えるでしょう。よく若者向けの音楽などでは「教科書は何も教えてくれない」などという歌詞が散見されますが、本質的な問題は教科書的な知識を現実に「応用する」思考力がないことなのです。

　とは言え教科書が何かを「教えてくれる」と期待することは、子どもであれば或る意味では正当なことなのかも知れません。しかし大人であれば教科書が何かを教えてくれることを期待するのではなく、それを「使える」ようにするべきなのではないでしょうか。そうすれば大人たちは、胸を張って子どもたちに「教科書的な知識」を教えてあげることができるのですから。そして、こういう「重み」のある言葉を聞かずに育った子どもは、思考内容を**意志**に変換することはせず、ひたすら「頭」にだけ知識を詰め込むことになるのです。

土地との親和性

と言うことで改めて教科書に戻りましょう。教科書というのはつまり「人間は知覚と呼吸と栄養を通して外界とつながっている」ということで、これが僕がドイツでキリスト教を学んでいる時に得た知識なのです。これは全くキリスト教的な考え方ですが、おそらく日本人にも当てはまると思います。例えばインドの化学の教科書に「水は酸素と水素でできている」と書かれていても、これが「日本にも当てはまるだろうか」という疑問を持つ必要はありません。何故ならば、それは普遍的な事柄だからです。ところがインドの家庭科の教科書に「カレーは手で食べるものだ」と書かれていたとしても、その事実がそのまま日本に当てはまるかどうかは分かりません。何故ならば、それは文化的で地域的な事柄だからです。

こういうことについて、いちいち僕が細かいことを言うのには、それなりの理由があります。というのも栄養学が論じられるところでは常に、この辺りの問題がごちゃまぜになってしまっているからです。例えば日本中の美味しいお米をお取り寄せして食べ比べるという実験をしたところ、銘柄を伏せていたのにほとんどの人が地元のお米を美味しいと答えた、という話を僕は聞いたことがあります。これは全く信憑性のある話ですし、またそこから結局の所「自分の暮らしている土地で取れたものを食べるのが一番体にいい」という結論を出すことは、決して間違っていないと思います。

というのも、ここで言う「美味しい」という印象には、おそらく「自分に合っている」という要素が含まれているだろうからです。これはちょうど、日本人には日本食が合っているということと同じ理屈です。ところが、この理屈を拡大解釈して「自分の住んでいる土地から、より近い土地で取れたものほど自分の体に合っている」という考え方には、少し無理があると思います。つまり北海道の人には千葉県産のものよりも青森県産の野菜が体に合っているし、福岡県の人には岐阜県産のものよりも山口県産の野菜が体に合っているという理屈です。

これは一見、微妙な違いであるように見えて、全く異なることを主張しています。というのも最初の理論で問題になっているのは、「その土地で暮らす人間」と「その土地で取れた野菜」の親和性を示すものに過ぎません。ところが第二の「近くで取れたものほど合っている」という理論では、そこに突如として空間的な「距離」が問題になっているからです。

例えば、こういう比較はどうでしょうか。珪酸質の土地に住んでいる人がスーパーに行ったら、そこから10㎞離れた石灰質の土壌で育ったトマトと、100㎞離れた珪酸質の土壌で育ったトマトを売っていたら、どちらを買うべきなのでしょうか。仮に前者を選ぶならば、距離は近いけれども自分の暮らしている土地との親和性を無視していることになります。逆に後者を選ぶならば土地と自分との親和性は考慮しているけれども、距離の理論とは矛盾することになります。あるいは単純に距離だけに注目するならば、九州の人は北海道産の野菜を食べるよりも韓国産の野菜を食べた方が良いのでしょうか。

おそらく多くの人は「そこまで細かく考えなくてもいいんじゃないか」と感じておられると思います。しかし「地産地消」というモットーについて考えていくならば、結局のところ何が地元なのかという疑問に向き合わざるを得ないのです。

例えば僕は香川県出身なのですが、甲子園で香川県の代表が負けると、まだ勝ち残っている高知や愛媛の代表を応援します。つまり僕の地元は、香川県の代表が負けることで「香川」から「四国」へと拡大したのです。あるいはニューヨークのスラム街で道に迷って、泣きそうになっている時に北海道出身の方に出会ったら、僕の地元は一気に「日本」に拡大されるのです。ところが俳優の織田裕二さんは、僕よりもはるかにスケールの大きな人間です。何故なら彼は「地球に生まれてよかった」と言える人なのですから。

曖昧な地元

あるいは、これとは反対に僕は滝宮小学校の卒業生なのですが、お隣の陶小学校の同窓会に顔を出すと全くのヨソ者なのです。つまりニューヨークでは「ふるさとは日本だ」と言っていた人が、家から3㎞しか離れていない小学校の校区で既に「異邦人」になってしまっているのです。ところが、その滝宮小学校の中でも運動会で「地区対抗リレー」というのがあって、同じ校区内で滝宮と萱原と北が競い合っているのです。半径がわずか２㎞くらいの、同じ校区内の人たちがですよ。そして、そうやって考えてみると甲子園の香川県代表には、僕の知り合いなんかひとりもいないのです。

確かに、ここで述べられていることは行政区と人間関係についてであって、本来考察されるべき栄養学の領域とは異なります。しかし、こういった事柄について考えるだけでも、誰もが全く自明のこととして受け取っている**地元**という概念が、意外と曖昧なものだということがお分かりいただけるかと思います。そしておそらく、こんなことはわずか数百年も昔の人ならば考える必要すらなかったのです。何故なら近代化される以前の人々は生まれた土地で一生を終えていたからです。ほとんどの人は徒歩で移動できる範囲を生活圏として、そこから離れる「旅行」は一生に一度あるかないかだったろうと思います。

そして、そういった生き方をしている人は自分の「地元」が何処なのかについて考える必要はありません。つまり現代のように「地元から離れた生活」が可能になって初めて、多くの人が「地元」について考えるようになったのです。そして地元の定義として差し当たり思い浮かぶのが、自分が「生まれた場所」と自分が「生活している場所」というものでしょう。後者は現在の自分の状況を表しているのに対して、前者は過去と関係しており一般に「ふるさと」と呼ばれたりします。そして、これら両者の中間に位置するのが「以前に生活していた場所」で、これは人によっては複数存在することもあるでしょう。

例えば、もう何十年も前から関東に住んでいる京都出身の方から、今でも京都に帰ると「水が体に合っている」のを実感するという話を聞いたことがあります。あるいは反対にわずか数年しか関東圏に住んでいないのに、味の好みも話し方もすっかり東京人になってしまったという関西の方もいらっしゃるでしょう。こういう人は関西では「魂を売った」と冷たい目で見られるのですが、正しくは「自分の生命力が、新しい土地の生命力に馴染んだ」と言うべきでしょう。つまり自分が生まれ育った土地の影響を、いわば「刻印」として一生保持し続ける人と、わりあい短期間で今暮らしている土地に順応できる人がいるのです。

もし「地産地消」という概念に意味があるのだとしたら、こういう「土地と人間との関係性」について考えるきっかけを与えてくれるということだと僕は思います。さて数年前に或る経済番組を見ていると新しくオープンしたカフェが紹介されていました。それは店内に「野菜工場」があって、そこで「取れたての野菜」をサラダで食べられるというコンセプトのカフェでした。この野菜工場というのは簡単に言うと、コンピューター管理の水耕栽培の施設で、清潔な場所だから農薬もいらないそうなんですね。そして店内で育った野菜を店内で食べるのだから、これは「究極の地産地消だ」というのです。確かに、この全く土にも触れず太陽の光も浴びずに、LEDの照明だけで育った野菜は収穫された場所からわずか数メートルの場所で消費されている訳ですから「完全な地産地消」と呼べるでしょう。

おそらく多くの人は、この話を聞いて「なんだか違う」と感じられたことでしょう。そして僕も、皆さまと同じように感じています。つまり、これは「意味のない地産地消」の話なのです。しかし仮に、この「究極の地産地消」に評価すべき点があるとするならば、それは輸送コストが全くかかっていないということです。言うまでもなく、ここで言う「コスト」とは単に金銭的な事柄ではなくて、例えばCO_2の排出量などの環境に対する負荷などが含まれています。つまり人間が遠い土地で取れたものを食べようとすればするほど、それは「地球の健康」を害するものになるということです。

つまり地産地消というのは栄養学的に見て意味のあるものと、意味のないものが存在するのです。そして栄養学的に意味のある地産地消の場合は「それでは一体、地元とは何処のことなのか」という難しい疑問に向き合わなければなりませんし、その反対に栄養学的に意味のない地産地消というものも、環境に対する配慮という意味では、それなりに価値のある考え方なのです。そして、こういった問題に適切に向き合うためには、冒頭から始めた考察を展開させていくしか無いのです。

ちなみに僕はオランダの友人に、来日する時には必ずスーツケースにいっぱいのチーズを持ってくるように頼んでいます。何故なら僕は自他共に認める織田裕二主義者だからです。そしてマグノリアから送られて来る野菜を受け取っている畑のオーナーの皆さまも、僕と同じ穴の狢《むじな》なのです。

呼吸における「知覚・栄養・呼吸」

ということで話を元に戻して人間の外界に対する関係性というのは頭部による知覚、胸部による呼吸、そして腹部による栄養の三つでした。しかし人間存在というものが、ひとつの統一体であるということも事実だと言えましょう。よってこれからは、これら三つの領域を連続的なものとして捉えてみたいのです。

その為には間違いなく、最初に胸部に注目するのが良いでしょう。というのも胸部はちょうど、真ん中に位置していますから「上では」知覚の領域と、そして「下では」栄養の領域と接しているということになるのです。そうすると「呼吸の上部」は知覚的なのではないか、そして「呼吸の下部」は栄養的なのではないか、という考えが浮かびます。

そして実際、そのことは煙草を吸う人が良く知っています。おそらく、この中にも何人かの愛煙家の方がいらっしゃると思いますが、ご自分で煙草を吸われない方も一度、自分のことだと思って考えてみてください：

Ⓐクーラーの排熱で蒸し暑く、排気ガスで、もくもくした都会のコンクリートジャングル
Ⓑ爽やかな風が吹き、小鳥がさえずり小川のせせらぎが聞こえる森の木陰

さて皆さまは、これらⒶとⒷのどちらで煙草を吸いたいと思うのでしょうか。どうやら愛煙家の方は、皆さまⒷを選ばれるみたいですね。しかし、これは不思議なことではないでしょうか。何故なら煙草に含まれるニコチンとかタールとか呼ばれるものは、車の排気ガスのように人体に有害なものだからです。ですから煙草のような「毒」を吸う人は、車のマフラーから出る煤煙や、あるいは掃除機の排気口から出る臭い空気も吸いたい人なのではないでしょうか。

実は、これは煙草を吸わない人の偏見です。煙草を吸っている人というのは、あんなに臭い煙を好んで吸い込んでいるくせに、別に自分の体を毒で痛めつけようと思っている訳ではないのです。そうではなく愛煙家の方々というのは、単に意識的に呼吸をしたいだけなのです。と言うことは裏を返せ

ば、呼吸というのは本来は無意識的なものなのです。しかし煙草を吸う人は、その無意識的な呼吸を知覚のレベルまで引き上げて「空気を味わっている」のです。

さて、これが「呼吸における知覚」だとするならば「呼吸における栄養」とは一体、何なのでしょうか。実は、これこそが正に私たちが普通に「呼吸」として理解しているものなのです。そして呼吸が何なのかは、小学生でも知っています。それはつまり「酸素を吸い込んで、二酸化炭素を吐き出している」ということです。これは確かに「空気というエレメントに関わっている」という意味では呼吸の領域に属します。しかし物質の摂取と物質の排泄があるという意味においては、これは「栄養」と呼ぶこともできるのです。

そうなると「呼吸における呼吸」というものが全く分からなってくるのですが、これはそんなに難しいことではありません。というのも皆さま、呼気の酸素と二酸化炭素の割合がどのくらいなのかを、ご存知でしょうか。それは一般に酸素が約16％、そして二酸化炭素が約４％なのです。これに対して吸気の割合、すなわち大気中の成分は酸素が約21％、そして二酸化炭素が０・０３％ですから、この場合はまあ「二酸化炭素は無い」と考えていただいても結構なのです。

この数字が何を表しているか、算数のお得意な方にはお分かりいただけると思います。つまり「人間は酸素を吸って二酸化炭素を吐き出している」とは言うものの、それは吸った酸素の四分の一にしか当てはまらないことなのです。そして酸素そのものが、大気の中では五分の一しか含まれていませんから人間が「体に吸収している酸素」というのは吸った空気のわずか二十分の一に過ぎないのです。そして吸う酸素がわずか５％なのですから、吐く二酸化炭素がわずか４％であることも頷けると思います。

窒素のミステリー

おそらく多くの方は、人間の呼気のほとんどは二酸化炭素だというイメージを持たれていたのではないかと思います。あるいは科学的な知識が少しおありの方は、大気中の酸素成分がそっくりそのまま二酸化炭素に置き換わって、呼気の五分の一は二酸化炭素だろう、と考えていたかも知れません。しかし現実には、ガス交換が行われているのは全体のわずか二十分の一に過ぎないのです。

そして吸い込んだ酸素に較べて、吐き出す二酸化炭素の方がどうして1％だけ少ないのかというミステリーについては、ここでは論じないことにします。

というのも仮に、これが質量比ならば人間は空気を吸うたびに、吸った空気の百分の一だけ体が重くなっていくはずだからです。よく「水を飲むだけで太る」

	酸素（%）	二酸化炭素（%）
呼気	16	4
吸気	21	0
吸気ー呼気	5	4

表１　呼気・吸気比較

という女性がいますが、仮に「息をしているだけで太る」のであれば、息をすることすら控える人も出てくるのでしょうか。

いずれにせよ、本質的なことは「酸素を吸って二酸化炭素を吐いている」というのは、呼吸という行為の一部に過ぎないということです。それは全体のわずか二十分の一に過ぎず、それ以外の空気は吸い込んだものをそのまま吐き出しているのです。このように考えていくと、肺の中に入っていって、何もせずに元の姿で出てくる**窒素**というものが気になり始めます。何故ならば、ここで問題になっている「呼吸における呼吸」と関わっているのは、この窒素だからです。

そして大気中の成分の実に78%が窒素なのです。ですから人間の吐いた空気の「ほとんどが二酸化炭素」なのではなく、呼気も吸気も「ほとんどが窒素」なのです。そういった意味で窒素は、最も空気的な空気だと言うことができます。ところが、そんな窒素がどうして誰からも注目されていないのか。これもひとつのミステリーですね。大気というのは実に五分の四が窒素からできています。そして酸素が窒素のおよそ四分の一あって、その次に多い成分がアルゴン[*7]という聞き慣れない気体で、これが大気の約1%、つまり酸素の二十分の一だけ存在します。そして第四位がお待ちかねの二酸化炭素で、これはアルゴンの三十分の一しか存在しないんですね。おそらく多くの日本人が、空気というのは酸素と二酸化炭素でできていると思っています。そう考えると、なんだか窒素が可愛そうになってきませんか。それと少し余談ですが、こういう大気の組成というのは「乾燥空気」と言って、水蒸気が除外されています。水蒸気というのはつまり「空気になった水」ということなのですが、この水蒸気の量は最大で4%程度になります。つまり大気の成分の実際の第三位は、アルゴンではなくて水なんですね。

例えば、こういうことについて考えるだけでも「空気とはなにか」という単純な疑問が、想像以上に複雑な問題をはらんでいるということが、お分かりいただけると思います。そして「土とはなにか」という疑問は、これよりもはるかに複雑ですし、同様に「水とはなにか」という問題も意外と複雑なのです。「水は H_2O だから単純だろう」と考えるのは素人で、実際には H_2O は全部で十八種類も存在します。

いずれにせよ、ここで僕が強調したいのは、呼吸というのは単に「酸素を吸収して二酸化炭素を排泄すること」だけではないということです。ここで言うように呼吸というのは「吸って吐くこと」だとするならば窒素のように吸ったものをそのまま吐き出す方がむしろ「呼吸的な呼吸」だということになります。そして、そういった観点から上でしたように、大気の組成について考える事もできるのです。

例えば私たちは、嫌いな人のことを「同じ空気を吸うのも嫌だ」などと言ったりしますが、これも酸素と二酸化炭素では説明のつかない話です。何故ならば私たちは、誰かの排泄した二酸化炭素を吸収することはないからです（吸収するのは酸素だけ）。しかし純粋に「呼吸」と言うならば確かに、誰かの吐き出した窒素と、そして酸素と二酸化炭素を吸って、また吐き出しているのです。

そして、まどみちおさんの絵本である『くうき』[*8]は、このような「空気の窒素性」を見事に表現しています。こういった事柄は全て「空気を読む」の「空気」を研究するにも役立つでしょう。

知覚における「知覚・栄養・呼吸」

さて呼吸と同様に、知覚と栄養についても考えていくことができます。まず「知覚における知覚」というのが本来、私たちが「知覚」として知っているものです。ですから、これに関して詳しく説明する必要はないでしょう。

次に「知覚における栄養」ですが、これは換言するならば「感覚器官による物質の吸収は存在するのか」ということになります。答えはもちろんイエスで、その代表的なものはやはり目からの酸素の吸収でしょう。実は目の角膜というのは血管のない組織ですから血液経由ではなく直接、酸素の入れなければならないみたいなんですね。これはコンタクトレンズを装用されている方ならば、誰もがご存知のことだろうと思います。このことを僕は子どもの頃にコンタクトのCMで知りました。そこではレンズの「酸素の透過性」が宣伝されていて、目も呼吸しているという事実に子どもながら非常に驚いたのを覚えています。まあ正確には「目は酸素を食べている」と言うべきなのでしょうけれども。

最後に「知覚における呼吸」が残った訳ですが、これは少し複雑です。とは言え、これは「呼吸」だと言っているわけですから、鼻について考えるのが良いと思います。おそらく皆さまは「自分の家の匂いに気がつかない」という話を、何処かで聞かれたことがあると思います。何故なら自分の家の匂いというのは、家にいる間はずっと嗅いでいるので、何処かの時点で感じなくなってしまっているからです。このように知覚というのは状況に合わせて変化します。ずっとカビ臭い家に住んでいる人の鼻は「カビ臭い」ということが普通になってしまって、家の中が、カビ臭いことは全く気がつかないかわりに、トーストが焦げたりして「焦げ臭い」ことには気がつくのです。

これは特に嗅覚において顕著な、興味深い知覚の特性です。つまり知覚というのは基本的には意識的なものなのですが、何故だか「意識されない知覚」もまた存在するということです。自分の暮らしている家の中の匂いのように「ずっと存在する臭い」は意識されず、焦げたトーストのように「急に増えた臭い」だけが意識に上るのです。そして自分の体臭や口臭に気がつかないのも、これが原因だと言われています。何故なら自分の臭いもまた、ずっと嗅いでいるから意識に昇らないのです。そして一度そのことを知ってしまうと気になって仕方がありません。

何しろ自分では何にも感じていないのに、ひょっとしたら自分はとんでもない悪臭を放っているかも知れないからです。そういった意味では消臭スプレーというのは臭いを消すものと言うよりも、現代人の「臭いかも知れない」という不安を消すためのスプレーなのかも知れませんね。

話を元に戻して「知覚における呼吸」というのはつまり、知覚というのは単に「存在していること」を知らせてくれるだけではなく「変化していること」も知らせてくれるということです。そしてもちろん、その特性は嗅覚において顕著で、嗅覚は「ずっと存在している臭い」は「存在していないもの」として意識のところまで引き上げてはくれないのです。

そして、こういった「知覚の呼吸的特性」は他の感覚にも存在します。例えば視覚において「補色」という概念があるのを皆さまはご存知だと思います。それは暫くの間、赤い平面を見た後に視線を白い平面に移すと、補色の緑色が見えるという現象です。あるいは「ゲシュタルト崩壊」[*9]と言って、同じものをずっと凝視し続けると、そのうちに自分が何を見ているのか分からなくなるという現象もあります。一時間息を吸い続けた後に、一時間息を吐き続けることが不可能なように人間の知覚もまた「ずっと知覚し続ける」ということは不可能なのです。

あるいは皆さまは「陸酔い」という言葉を聞いたことがあるでしょうか。例えば半日ほど漁船をチャーターして海釣りをした後に、家に帰ってみると陸が揺れているような気がするのです。これは三半規管が、あるいは「平衡感覚」と呼べるものが海の上で揺れている状態に慣れてしまったから、揺れていない陸の上の方が逆に「不自然」になってしまったということなのです。ですからジャック・スパロウ[*10]のように海の上で生活している人にとっては、揺れているのはむしろ陸の方なのです。

そして音楽の本質は、音と音との間にある、という話は皆さまも何処かで聞かれたことがあるのではないかと思います。

栄養における「知覚・呼吸」

そして最後に栄養ですね。まず「栄養における知覚」というものこそ、私たちが食事の時に体験している全ての「味」です。但し、ここで言う「味」というのは単に味覚による体験だけを指しません。何故なら私たちが一般に「味」と呼んでいるものには香りも含まれているからです。例えばコーヒーの味は「苦い」ですが、コーヒーの魅力がその香りにあるということは、誰もが認めることでしょう。そしてホットなのかアイスなのかという温度の体験もまた、コーヒーの「味」に含まれます。そしてラテアート[*11]のような視覚的体験もまた、この「栄養における知覚」の領域に含まれるでしょう。

そして飲み物の場合はあまり顕著ではありませんが、特に食べ物の場合は、これに加えて触覚という体験が大きな意味を持ちます。それは「歯触り」とか「舌触り」とか呼ばれているもので、食べ物を口に入れたときの触覚による体験の全てです。こういった触覚の体験を総称して、現代では「テクスチャ」と呼ぶのですが、おそらくほとんどの人はそれを**食感**という言葉で表現しているのだと思います。

しなっとしたポテトチップスやカチカチのお餅を見ると、触覚の体験が「味」にどれだけ本質的な意味を持っているかがわかるでしょう。また料理の盛り付けというのは、ラテアートと同様に視覚の領域に分類されます。

そして聴覚のみが例外的に、食におけるウェイトが著しく低いと言えます。とは言え先程の「美味しそうな食感」というのは「サクサクの歯ごたえ」とか「パリッとジューシー」など触覚的な体験を、聴覚的な言葉で表現しますし、例えば瓶からグラスに水を注ぐ音やステーキを焼く音など、明確に「食欲をそそる音」というものが存在します。

次に「栄養における呼吸」は何かと問われたら、これは食事に関係したリズム全般だと言えると思います。例えば現代の日本人は一日に三食、食べるのが普通だとされていますが、昔の日本人が一日二食だったという話を皆さまも何処かで聞かれたのではないかと思います。これはおそらく最も単純な食べる、食べないという呼吸、すなわち食事に関係した「リズム」だと言えるでしょう。そして、お相撲さんは一日二食だから太るだとか、あるいは反対に一日五食にすれば痩せるだとか、そういう話は皆さまのほうがよくご存知のことでしょう。

そして一回の食事の中にも、様々な呼吸的要素が見出されます。おそらくほとんどの日本人は、おかずを食べてご飯を食べて、お味噌汁を食べてまたご飯に戻って、それからお漬け物に手を伸ばして——という風に少しずつ食べていると思います。ところが西洋人はまずスープだけ食べ、そしてサラダだけ食べ、そしてメインだけを食べて、最後にデザートを食べるのです。例えばこういう現状を見れば、僕は「和食の方が呼吸的要素が強い」という結論を出します。つまり、そこには状況の変化と交替の要素が強く出ているのです。

先程お話したように、おかずを食べてご飯を食べて、お味噌汁を食べてまたご飯に戻って——という食べ方を「三角食べ」とか言うらしいのですが、僕の友だちは、これが癖になってしまってやめれないんだと話していました。僕が思うには、ほとんどの日本人がそういう癖を持っていると思いますし、別に矯正する必要のある悪癖だとは思いません。そういえばテレビでは、そういう食べ方をすると胃の中がミルフィーユ状になって、これはいいことだ。みたいな話がありました。真偽の程は分かりませんが。

こうやって考えていくと、例えば今流行りの「食べる順ダイエット」[*12]とか言うものは、この領域に分類されるべきなのかなとも思います。というのも、食べる順番を変えても味（知覚）に影響はありませんからね。そして言うまでもなく、摂取する栄養素も同じです。そして単に順番を変えるだけで「血糖値スパイク」[*13]を回避できるのなら、やって損は無いと思います。まあ誰もが、これをやる必要があるかどうかは僕は知りませんが。

そう考えていくとおそらく、食事中の噛む回数なんかも、ここに分類しても不自然ではないでしょう。僕は個人的には、この領域に食事中の会話も入れたいと思っているのですが、まあ先に進めましょう。

栄養における「栄養」

そして最後の最後に残ったのが「栄養における栄養」です。これはつまり、私たちの「食べる」という行為の中から知覚的な要素、すなわちあらゆる「味」の体験と、そして、あらゆる時間に変化するリズム的な要素を排除したものです。そして、これこそが正に私たちが**栄養素**と呼んでいるものなのです。そして、これが今日僕が一番お話したかったことです。ですからもう、お別れの時間は近いということです。つまり多くの人は栄養学と言うと、勝手に「栄養素の話」だと思い込んでしまっているのですが、これが大きな勘違いなのです。

冒頭でもお話しましたように、仮に栄養というものを「人間の外界との関係性」として位置づけるならば、それは全体の三分の一に過ぎません。そして、その中で栄養素が問題になるのは、その更に三分の一なのです。つまりタンパク質、脂肪、炭水化物、塩という栄養素に関する研究というのは、「人間の外界との関係性」という意味では全体のわずか九分の一に過ぎないのです。

そして、この栄養素というのは、私たちが全く「意識していないもの」として理解してください。何故なら栄養において意識されるものは全て「味」に分類されるからです（栄養の知覚）。つまり「味」というものが全く意識的な体験であるのに対して、「栄養素」というのは全く無意識的なものだと捉えなければならないのです。そして既に述べましたように、消化というプロセスは全く無意識に執り行なわれます。そして点滴や胃瘻といった医療行為が指し示しているように、全く意識が無かったとしても生きてさえいれば、人間は栄養摂取が可能なのです。そして、これとは反対に当の本人が摂取したことにさえ気づいていない物質を体のほうが拒絶することもあります。これがアレルギーですね。

つまり狭義の栄養という概念は、体が必要としているものだということになります。ですから、この領域に対して意識を持った私たち自身は、いわば部外者として外から見ているのです。だからこそ食べ物に関して私たちが知っているのは「栄養素」ではなく「味」だけだということになります。ところが近代栄養学の発達によって私たちは、この全く体験できない物質である栄養素に関する知識を持つようになったのです。そして、これがこれからずっと最後まで格闘していかなければならない問題です。

つまり私たちは本当のところ、栄養素のことなんか何も知らないのです。あるいは私たちは栄養素に関して無駄な「知識」ばかりを持ってはいるけれど、それを「体験」したことは一度もないのです。そして反対に私たちが明確に「体験している」と言えるのは栄養素ではなく、味だけなのです。ところが、この味の体験というものは全く主観的なのです。つまり栄養素という全く客観的なものに関して、私たちは何も知らないし、何も体験できないのに対して、逆に味という私たちが知っていて体験もしているものは、主観性という檻に閉じ込められてしまっているのです。

お分かりでしょうか皆さま。つまり栄養学というのは内界と外界の関係性の研究である一方で、それは人体内の意識と無意識の関係性の研究でもあるのです。そして多くの人は、この複雑な関係性を見通せていないが故に、栄養学の領域で様々な支離滅裂な理論を打ち立てるのです。

2

プロセス的栄養論

＊

マグノリア・アグリ・キャンパス

2018年6月17日(日)

福島鏡石

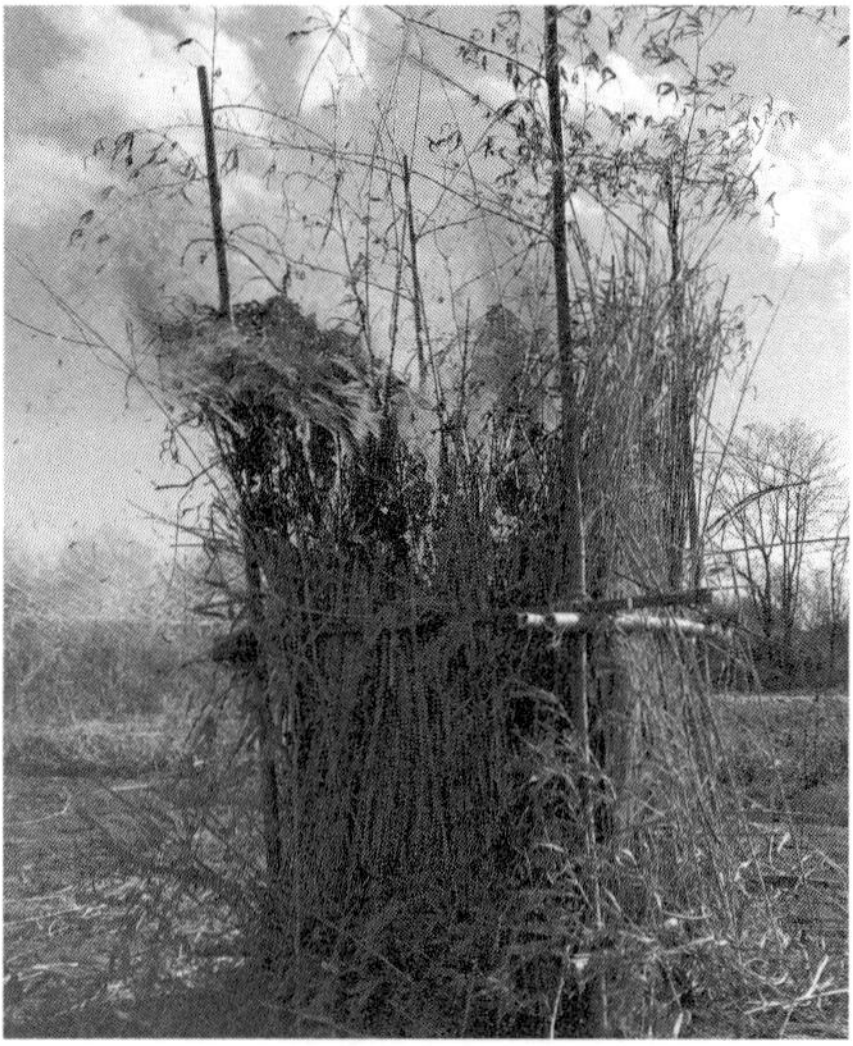

火は上に向かう
〜マグノリア農園で「どんと焼き」

さて、今回は栄養学講座の第二回ということなのですが、前回に比べて参加人数が少し減っていることが気になっています。というのも前回お話した内容が、本当に皆さまが「栄養学」として期待したものであったかどうかが、僕には分からないからです。おそらく前回の話は、何人かの方々には価値のあるものだったかも知れませんが、他の何人かの方々には全く価値のないものだったかも知れません。

ということで、前回の僕の話に失望してしまって、今回は来なかった人のために簡単な「言い訳」をしたいと思います。まあ、これは普通の言葉であれば前回の「おさらい」ということになります。つまり復習ですね。

栄養学の枠組み

例えば僕が「日本の地理」という話をするとすれば、皆さまはどんな話を期待されるでしょうか。おそらく皆さまは、日本というのは七千くらいの小さな島々でできていて、中でも四つの島が特筆して大きい。ここに本州があって北海道があって、ここに九州があって四国があって――という話を期待されると思います。ところが僕は、その前に日本というのはアジア大陸と太平洋の間にあって、地球全体の中では北半球にあるんですよ――という話から始めたいのです。

つまり栄養学だから「栄養」の話から始めるのではなくて、そもそも「栄養」というものが「人間という全体」の中で何処に位置づけられるのか、という話から始めたいのです。そして次に日本というのは東京と横浜を中心とする関東圏と大阪と京都と神戸を中心とする関西圏があって――という話をする代わりに、鏡石に来るときには郡山で乗り換えたほうが良いのか、あるいは新白河で乗り換えたほうが良いのか、という話に飛びます。つまり話題がグローバルなものから、一気にローカルなものへと飛ぶのです。何故ならば、そういった話題の方が多くの人にとって身近で実感が持てるからです。そして次に視野が大きくなっても、やはり本州や北海道の話はせずに、例えば黒潮と親潮、あるいはシベリア気団と太平洋気団の話に飛ぶのです。

お分かりでしょうか皆さま。つまり僕は「日本の地理」の話をすると言っておきながら、実際には地球全体において日本が何処に位置するのかということと、地元の人しか知らないようなローカルな話しかしていないのです。

そして実際、この状況は本シリーズの最後まで続きます。つまり僕は今回の栄養学講座で、栄養学という概念そのものを明確にしようとしているのです。つまり先程の日本の地理の比喩を用いるならば、僕は今回の講座の最後には、およそ日本列島の輪郭が見えてくるところまでは行こうと思っているのです。そして、それはひょっとすると多くの方を失望させてしまう結果になるかも知れません。しかし認識というものは、段階的に獲得していくしか無いのです。これは特に次回、すなわち第三回の冒頭で簡単にお話することになると思うのですが、実際のところ私たちが栄養学に関して「知っている」と思っていることのほとんどは単なる「イメージ」であって、それは学問的概念と言えるほどに正確なものではないのです。

それでは栄養学の「枠組み」すなわち日本列島の「海岸線」がおよそ確定した後に、どういう分野が広がっているのかと言うと、それは**生化学**と**生理学**になります。生化学というのはすなわち生物を理解するために不可欠な化学のことで、そのためには基礎的な化学と有機化学の知識が求められます。これに対して生理学というのは生命的な機能を理解するための学問であり、この生理学を理解するためには最低限の解剖学的な知識が求められます。そして生化学と生理学は流石に僕の専門外、すなわちキリスト教神学の範疇外になってしまうので、僕の手には負えない訳です。

いずれにせよ重要なことは、栄養学という学問領域が明確になった時点で、次の展開は食べ物そのもの（生化学）と、それを食べる人間（生理学）へと二股に分解するということなのです。そして一応、そういった非常に「大きな地図」の中で、前回お話したような内容があり、また今回を含めたあと三回で、少しずつそちらの方向へと進んでいくということをご理解ください。そして今回の参加者が少し少ないのは、前回は農園のオープンの日だったということで、とりわけ多くの人が来ていて、今回は人数が「減った」のではなくて「普通に戻った」のだ、と自分を納得させています。

特定のものを食べる

ということで、前置きはこのくらいにして、早速本題です。前回は栄養学というものを「人間」の外界との関係性、ということから始めましたが今回は、その反対のことをやってみたいと思います。つまり今回は外界から、すなわち私たちが取り入れる「自然」から始めたいのです。

そこでまずは、全く日常的な食卓の光景から思い浮かべてみましょう。この場合、私たちが慣れ親しんでる和風の食卓よりも、西洋風の食卓のほうが都合が良いので、そちらにしましょう。そうすると食卓は既に「テーブルセッティング」がされており、準備は万端整っています。ところが、この食卓の上に並べられているスープ皿は、陶器なので食べられません。同様に水を飲むためのコップはガラスでできているので、同様に食べられません。また脇に置いてあるナイフやフォークといったカトラリーも、おそらくステンレスですから食べられません。またナプキンとテーブルクロスは布ですから食べられませんし、それら全てが並べられている食卓、すなわちテーブルもまた木材でできているから食べられませんね。あるいは食卓がガラスや金属でできていても、やはり食べられません。これは自分が今、座っている椅子についても同じことです。

どうして僕は、こんなに当たり前のことを言うのでしょうか。何故ならば、僕は「食べる」という行為は、世界の全く特定のもののみ関わる行為だということを明確にしたいからです。それが、どうしたという疑問を持たれる方もいらっしゃると思うので、ここで前回の図1を思い出してみてください。人間の外界との関係性は知覚と呼吸と栄養でしたよね。この図式で考えていくならば、私たちは食器もナプキンも椅子もナイフも全て見ている、すなわち「知覚している」のです。しかし既に述べたように、それらを私たちは食べないのです（栄養）。

そして知覚と栄養の間に、呼吸があるという話も前回にしました。例えば皆さまは帰宅途中にうなぎ屋から漏れて来る匂いだけ嗅いで、うな重を食べずに帰ったということはないでしょうか。おそらく、こういった体験は「呼吸」の領域に分類されるのだと思います。まあ、これは嗅覚なのだから知覚に分類されるべきなんじゃないか、という意見がここであっても構いません。何しろ目と口と鼻は顔の上と下と真ん中にある訳ですから、それぞれ知覚と栄養と呼吸に対応している、と考えることもできますから。

さて食べ物のいい香りというのは決してうなぎだけから出ている訳ではなく、基本的に食事の準備をしているときには何らかの匂いが出ます。あるいは朝起きてみると、お母さんが台所でニンジンや大根を切るトントンという音が聞こえてきます。おそらく、お味噌汁を作っているんでしょうね。こういう「知覚」があるからこそ、私たちは食事に向かえるのです。

さて、ようやくテーブルに食事が運ばれてきましたよ。どうやらニンジンのサラダみたいですね。しかし、このニンジンのサラダはオレンジ色をしていますので、どうやら緑の葉っぱは捨ててしまったようです。次にビーフステーキですが、牛の角や蹄、あるいは骨などはそこには入っていません。それも捨ててしまったみたいですね。そして付け合せにライスが付いていますが、何故だか籾《もみ》は付いていないですね。そう言われてみればお米は種だけ食べて、茎も葉も根っこも全て食べないですよね。さて最後はデザートのメロンですが、これは既に種が取り除かれている状態で出てきました。そして食べる人は、皮を残して食事を終えたのです。

どうでしょうか皆さま。このように私たちは単に食器や机を食べないだけではなくて「食品」と呼ばれているものだって、ほんの一部しか食べないのです。だから私たちは出汁を取った後の煮干しや鰹節も捨てますし、ピーマンやカボチャの種も捨てますし、またミカンの皮もトマトのへたも捨てるのです。

一物全体の矛盾

どうして僕が、こういう細かいことに拘るのかと言えば、民間栄養学の中には一物全体《いちぶつぜんたい》という考え方があるからです。それはつまり、食材というのはなるべく丸ごと使用するべきだという思想です。しかし、これまでに見てきたように「食材」という時点で既に「世界の一部」なのであって、そこに「全体」を求める理由が全く意味不明です。そして、もしもそういった考え方に意味があるのならば、卵を食べるなら殻も、ジャガイモを食べる場合は芽も、そしてフグを食べるときには卵巣も食べるべきでしょう。言うまでもなく、この「一物全体」という謎の思想は、そういった極端なことを言っている訳ではありません。そうでなくて単に穀物は精白しないこと、野菜は皮をむかないこと、根菜でも葉を食べること、小魚ならば骨を食べることを奨励しているに過ぎないのです。しかし、そうなってくると、どうして魚が大きくなると、骨が「全体」から外れてしまうのかが良く分かりません。同じように玄米は精米しなければ「全体」だけれども、そこに籾殻や茎や葉、あるいは稲の根っこなどがどうして「全体」に含まれないのかもよく分かりません。

あるいは牛乳は体に悪いという信念を持っている人は、それを説明するために「牛乳は仔牛の飲むものだ」という謎の理屈を使用することも珍しくありません。確かに牛乳というのは、生まれたばかりの牛が飲むものだというのは事実でしょう。しかし、この全く正しい事実は「だから人間は牛乳を飲むべきではない」という結論には至らないのです。

どうか皆さま、よくよく考えてみてください。仮に「牛乳は仔牛の飲むもの」だというのであれば、どう考えてもお米は雀の食べるものです。同じように鶏肉はキツネの食べるものですし、キャベツはナメクジの食べるものです。そしてハチミツは熊のプーさんの食べるものですし、キュウリは河童の食べるものだから絶対に人間は食べてはいけません。そして、こういうことについて考えた結論として出てくるのは、自然界を見渡して「これは人間が食べるために自然が用意したものだ」と明確に言えるものは母乳くらいしか無い、ということなのです。そして皆さまもご覧の通り僕は、そこそこのイイ大人でして、それなりの自尊心もある訳ですから、なかなかそういうことを六十を過ぎた母親に頼む訳には行かないのです。

お分かりでしょうか皆さま。結局のところ栄養学では、この辺りの問題が全くぞんざいに取り扱われているのです。つまり「私は牛乳を飲まない」と言うことは、全く正当なことなのです。たしかに僕も、キリンは食べませんしカエルの卵も食べませんし、またスギゴケやコップも食べません。しかし、その事実を「牛乳は牛の飲むものだ」という法則性に変換してしまった時点で、明日から母乳生活を始めなければならないのです。

仮に僕が「竹下さんはスープは食べるのに、どうしてスープ皿は食べないんですか」と訊かれたならば、僕は「何故ならスープ皿には栄養がないから」と答えるしかありません。仮に僕が「スープ皿は硬くて食べられません」と言ってしまったら、親切な誰かがスープ皿をおろし金でおろして出してくれるかも知れませんから。つまり私たちが何を食べて何を食べないかという第一の理由は、間違いなく**栄養素**の有無なのです。

ところが「じゃあ、どうして竹下さんはトマトを食べても、トマトのヘタは食べないのですか」と問われたならば、僕は「何故なら、それは美味しくないから」と答えるしかありません。つまり、それは味の問題なのです。根菜の葉っぱを食べるか食べないか、あるいは野菜の皮を食べるか食べないかという問題に対して、僕は「一物全体」という謎の一般論ではなくて、個別に回答していきたいのです。

美味しいけれども体に悪いものと不味いけれども体にいいもの

具体的には、僕はリンゴの皮は美味しいから剥かないで食べます。トマトも基本的には皮付きで食べますが、料理によっては皮を剥くこともあります。反対にジャガイモは基本的に剥きますが、あえて皮付きのまま茹でて後から剥く場合もあります。おそらく、この辺りは誰もが納得するところだと思います。そうすると意見が割れるのは結局、ニンジンやダイコンなどの根菜類だということになります。

この場合、剥く派の人は「その方が美味しいから」と言い、そして剥かない派の人は「皮には栄養が詰まっているから」と言うことになるでしょう。そして更に複雑なのはゴボウで、これはどこまでが皮なのかが不明です。また味に関しても、敢えて皮を残す方が「土っぽっさが出て美味しい」という考え方もあるでしょうし、反対に皮を剥いた方が「上品で美味しい」ということもあるでしょう。また厳密には根菜ではないのですが、僕はショウガを擦る時には皮を剥きません。理由は「面倒くさいから」です。ところがワサビの皮を剥くのは、その方が上品な味がするからです。

このように栄養学というのは、二重の必然性に接しています。第一に人間は**生物**として客観的に「栄養素」を求めています。そして、この「生物の理屈」を理解するために、栄養学は不可欠でしょう。しかし、その一方で人間は**意識**を有した存在として「美味しさ」を求めています。つまり、どんなに「体にいいもの」であっても、それが美味しくないのであれば食べ物とは言えないということです。

ここで少し論理的になってしまいますが、全ての組み合わせについて考えてみましょう。まず「不味くて体に悪い物」は誰も食べようとしないので、考察する必要がありません。同様に「美味しくて体にいいもの」もまた、それを摂取することに疑問を差し挟む人はいませんから、同様に栄養学的な考察からは外れます。そして最後に「美味しいけれども体に悪いもの」と「不味いけれども体にいいもの」という中間領域が、本来の栄養学の範疇として残るのです。

とは言え「不味いけれども体にいいもの」というのは、それは僕に言わせれば「食べ物」ではなくて「薬」だと思います。つまり「良薬口に苦し」ですね。そして反対に「美味しいけれども体に悪いもの」があるというならば僕は、その人の舌を疑います。つまり、それは「本当は」美味しくないのではないかということです。つまり僕は「美味しい」という意識的な人間の欲求と、「体にいい」という無意識的な人間の欲求の矛盾を解決するのが栄養学だと考えているのです。

別の表現を用いましょう。僕は人間の感覚を否定するためではなく、肯定するために栄養学をやっているのです。例えば皆さま、ご自分の子どもが嫌いな食べ物を「これは体にいいから食べなさい」と言ったことはないでしょうか。これは教育学的に言って、考え得る限り最低の言葉です。何故ならば、子どもの「嫌い」という感情は、その子に固有の味覚の体験に由来しているからです。つまり、そういうくだらないことを言う大人というのは眼の前にいる具体的な人間（子ども）よりも、栄養学という一般論のほうが大切だという、人として最低の信念を持っているのです。しかし僕はくだらない一般論よりも、現実の人間を大切にしたいと思っています。

よって「これは体にいいから食べなさい」という言葉は、教育学的に翻訳すると「あなたの味覚体験は、この世界を判断するのに何の役にも立たないから、これから私の言うゴミのような知識をアタマの中に詰め込むだけを、あなたの人生の課題にしなさい」という意味になるのです。僕は先日「最近の若い子は素直でいいけど、判断力が無い」という話を聞きました。これは僕がアパレル関係の人から聞いた話です。つまり「最近の若い子」は子どもの頃からシルクの手触り、コットンの手触り、ウールの手触りというものを充分に体験していないからこそ、大人になって自分の着たい服が何なのかすら、分からなくなってしまっている、というのです。

エリザベスのための栄養学

おそらく多くの人は「食べ物に好き嫌いが無いのはいいことじゃないか」と仰ることでしょう。もちろん、その通りです。しかし、それは教育の「目標」であって「手段」ではないのです。つまり教育の「結果として」何でも食べる大人に成長したというのなら、それは「良い話」です。ところが、そこへ至る過程で子どもの好きや嫌いという感情を否定してしまうならば、それは明らかに「悪い話」ではないでしょうか。そして実は、そういう観点から見た場合に「好き」や「嫌い」という判断も、子どもが「自主的に下した判断」だという意味においては、尊重するべきなのです。

　これは特に「障がい者」と呼ばれている人たちと接する時に求められる事柄です。例えば自閉症や発達障害によって口内の感覚が過敏な人には、サクサクで美味しいコロッケが剣山のように感じられてしまいます。そして、これと同様に健常者も含めた全ての人間の好き嫌いには、おそらく何らかの「真っ当な理由」があるはずなのです。おそらく、どんなスパルタ教育を実践している人でも、我が子に「体にいいから剣山を食べろ」とは言わないと思います。そうだとするならば、仮に子どもが好き嫌いをする真っ当な理由が見つからなかったとしても、少なくとも子どもが自らの感覚に基づいて行なった判断を尊重することはできると思うのです。

　これを、もう少し抽象的に表現してみましょう。すなわち人間の成長というのは「自分を確立する」前半と、その確立された「自分を克服する」後半に分けることができるということです。そして人間が「自分を確立する」過程を手伝うことが**教育**と呼ばれているのですが、その時期には人間ひとりひとりに異なる**感覚**を徹底的に肯定するべきなのです。そして、そうやって確立された個人は「社会」の為に、単なる個人であることを克服しようとします。その時に初めて、普遍的な思考内容と呼べるものが人間の成長に意味を持ち始めるのです。

　話を栄養学に戻して、僕は「感覚」を無視した「理論」を構築するつもりは毛頭ありません。これは「味」の問題を無視して「栄養素」の話はしないということです。これは僕がまだドイツに居た頃の話なのですが、エリザベスというコカコーラ・ライトの好きな学友がいました。そして彼女は事あるごとに「私は普通のコーラよりも、ライトの方が美味しいから飲んでるの。カロリーが少ないからライトは太らないから良いだとか、反対に不自然なものが入っているからライトは体に悪いだとか言う人がいるけど、私をそういう人たちと一緒にしてほしくないの」と言っていました。つまり、ここで僕が展開しようとしている栄養学は、エリザベスのための栄養学なのです。

　ちなみに僕は、ライトは不味くて飲めません。それに対して普通のコーラは比較的頻繁に飲んでいるのですが、美味しいと思ったことは一度もありません。そういえば子どもの頃、友だちのお父さんなんかが煙草を吸っていたので、よく「おじちゃん、煙草って美味しい？」とよく訊ねていました。そうすると決まって答えは「不味いよ。こんなもの吸うもんじゃない」でした。そんな時、僕は必ず「じゃあ煙草、やめればいいじゃん」という陳腐なセリフをのみこんでいました。そして僕もいつしか大人になって、子どもに訊かれる訳です「おじちゃん、いつもコーラ飲んでるけど、好きなの？」すると僕は答える訳です。「コーラなんて大っ嫌いさ。こんなもの、人間の飲む物じゃない」——何だか安物のハリウッド映画みたいになってきましたね。

プロセス的栄養論

　栄養という問題に真剣に向き合うならば必ず、こういう複雑な問題に直面します。それはあたかも、地図も持たずにジャングルの中に迷い込んでしまうようなものです。そして栄養にまつわる問題が極めて複合的であるという現実を前に、一物全体という安易な思想は何の役にも立ちません。そして「牛乳は牛の飲むものだ」という無意味な一般化は、現実に適用することができません。おそらく、こういう意味不明なことを言う人は、単純に牛が好きではないんだと思います。ちなみに僕は、牛が嫌いな人が嫌いです。

さて栄養の問題は、意識される「味」と、意識されない「栄養素」の間に挟まれています。そして、これらの「どちらかを優先する」ということはせずに、全く違うところから入っていきたい、と僕は考えています。そして、それが今日の冒頭からずっとしている話なのです。つまり栄養というものを人間の外から、自然の成長が人間の口に至る**プロセス**として捉えたいのです。つまり栄養において自然のプロセスが、人間に向かうのです。つまり、ここで展開されているのはプロセス的栄養論なのです。

そこで改めてリンゴについて考えてみましょう。確かに私たちはリンゴの実は食べますが、リンゴの葉は食べません。同様にリンゴの木の枝も樹皮も食べません。そして更に遡って、リンゴの若木、あるいはリンゴの木の苗やリンゴの種も食べません。つまり「リンゴを食べる」ということは、リンゴという植物の「成長の成果」を食べているということなのです。ですから順番に見ていくならば、リンゴというのはまず種に始まり、芽が出て、木に成長し、葉をつけて、最後に花が咲いて実が生る、ということになります。

さて「だからどうした?」と疑問に思う方もいらっしゃるかも知れませんが、これだけで既に本質的な事柄が述べられています。というのも皆さまも思い描かれましたように、リンゴの実は上にあるからです。何故なら植物の成長というものは、下から上へ向かうものだからです。こういった何でもない事柄もまた、全く考察に値する事実だと言えます。何故なら地球上のものは基本的に全て、上から下へ向かうものだからです。

例えば皆さまは、テーブルの上で水の入ったコップを倒してしまったことがあるでしょうか。そうすると水はテーブルに広がり、そこから下に落ちて床を濡らします。そういえばコップが「倒れる」ということも、立っている姿勢から「落ちた」ということです。同様に伐採した木も地面に倒れますし、足を滑らせた猫はベランダから落ちて来ます。そして人間もまた、過労で「倒れる」ことがあるのです。

これらは全て、基本的に同じ物理法則について述べています。つまり、この地球上に存在する全てのものは、この大地に引っ張られているということです。そして、このことに気がついたのがイギリスの有名な物理学者なのですが、彼は「どうしてリンゴが落ちてきたのだろう」という疑問から、歴史的な発見をしたのです。ところが彼は落ちる前のリンゴが、どうして高いところにあるのだろうかとは考えなかったのです。

ですから今から、そのことについて考えてみましょう。つまり上から下に「落ちる」のではなく、下から上に「昇る」プロセスが自然界にあるのだろうか、ということです。そうするとあまり深く考えるまでもなく、ものが「燃える」というプロセスは、明確に下から上へと向かっている、ということに気がつきます。

火は上に向かう

僕は、この話を人前でする時に、必ずナガモリ君のことを思い出します。彼は僕の小学生時代の親友で、今で言うところのミリタリーマニアというのでしょうか、彼とはモデルガンで撃ち合う遊びを河原でしたりしていた訳です。そして田んぼに爆竹を挿してクレーターを作ったり、ロケット花火を大量に買って来て戦争ゴッコをやったりとまあ、どう考えても大人から怒られる遊びをしていた訳です。

それで火薬の入ったものを一通り燃やし終わると、こんどはジッポライターのオイルとか、とにかく燃えるものは取り敢えず全部燃やしてしまいましょうという、雑な遊びに移行していくのですが、その時によく軽い火傷をしてしまうのです。何故ならば、火を点ける時には燃やすものをライターの「上に」持ってこなければならないのですが、慣れていない子どもは、ついライターの下に燃やすものを持って来て、ちょうど炎を「注ぐ」ように火を点けてしまうのです。それで実際にやってみると分かるのですが、そんなことをするとライターで自分の手を炙ってしまうことになります。

おそらく皆さまは、この話を聞いて僕の学友が抜群に愚かだったのだろう、と感じられるかも知れませんが、それほどまでに「上」と「下」の関係性というのは、私たちの習慣に染み付いているのです。例えば皆さまがコップにミルクを注がれる時に、コップを牛乳パックの「上に」持ってくるでしょうか。あるいは炒め物を皿に盛る時に、フライパンを皿の「下に」持ってくるでしょうか。おそらく、そうはしないはずなのです。つまり私たちは、基本的に「上から下へ」という移動に慣れているということです。そして、これは物が落ちる方向と同じです。

ところがライターでタバコに火を点ける時には、タバコの「下に」持っていきます。これは私たちが全く普通にやっていることですが、何かが下から上へ向かうという変化は、重力という法則から見て明らかに例外的なことなのです。そして、だからこそナガモリ君は火傷をするたびに「そうだ、火は下から上に向かうんだ」と繰り返し言っていました。これは彼にとって、極めて大切な認識だったのでしょう。だから彼は事ある毎に「火は上に向かうんだ」と言っていたのです。

そしてナガモリ君の言う通り、火に暖められた空気も上に向かいます。だから熱気球は、人間を乗せて浮き上がることができるのです。そして、これと同様に植物の成長そのものを、或る種の「燃焼」として捉えることもできます。つまり、地面に落ちた種が芽吹いて上に向かって成長するのは、炎が上に向かって燃えていくことと本質的に同じことだと理解するのです。だからこそ「芽が出る」ということを「萌える」と表現するのです。

何だかオヤジギャク講座みたいになって来ましたが、まあ我慢して聞いてください。これは一見、全く突飛な考えに見えますが、それなりに現実との整合性があります。もし皆さまが、ここで僕に五時間くらい説明する時間をいただけるのなら、もう少し詳細にお話することは可能です。しかし飽くまでも「栄養学講座」という枠組みから、こういった「端折った説明」をせざるを得ないのです。

ちなみに僕も、子どもの頃はこういった「非科学的な説明」をする大人が苦手でした。しかし自分が大人になったからこそ言えることは、実は「科学的説明」と呼ばれているものも、意外と胡散臭いということです。私たちが「自然科学」と呼んでいるものは近代以降の産物なのですが、その中で明確に「体系化された全体を有している」と言えるのはおそらく、物理学のみなのです。ですから例えば植物学などは、様々な生命現象を「描写」して、また比較して「分類」はするけれども、基本的に何も「説明」していないのです。

そして植物でこれなのですから、動物学はもっとあやふやで、人間学なんかは目も当てられません。そして「化学」というのは有機化学も含めて、物理学と植物学の中間に位置するのですが、これも物理学に比べれば「完成されている」とは言いにくい代物なのです。

落ちるリンゴ・落ちないリンゴ

と言うことで一度「植物が成長する」というプロセスを、「ものが燃える」というプロセスと本質的には同じものだとして理解してみてください。ものを燃やすと炎が光を放ち、煙が上に立ち上り、そして最後に灰が下に残ります。これと同様に植物の成長も下から上に向かい、光を放たない代わりに色とりどりの花を咲かせ、煙は出さない代わりに芳しい香りを放ち、そして灰を残さない代わりに次の世代に命をつなぐ種を落とすのです。

このように、植物の成長そのものを一種の「燃焼」と見る考え方を錬金術的な観点と呼ぶのですが、これはその中で**硫黄プロセス**と呼ばれているものです。そしてもし皆さまが、こういった考え方に興味がおありでしたら、この錬金術的なプロセスに関して薄い本を書きました[*1]ので是非、買って読んでみてください。

そして、そこで展開されている思考内容というのは、或る意味で「反ニュートン主義」と呼べるものです。何故ならば、そこでは「どうしてリンゴが落ちてきたのだろう」という疑問からではなく、その反対に「どうして落ちる前のリンゴは、高いところにあるのだろう」という疑問から始まっているからです。そしてもしニュートンが、そういった疑問を持っていたならば彼は物理学者ではなく、素晴らしい植物学者になったと思うのです。そういった意味で、僕は別に彼の業績に「反対している」訳ではありません。そうではなく、彼が見過ごしていた生命的な領域を「補完しよう」と考えているのです。

と言うことで落ちるリンゴと、落ちないリンゴの違いに注目しましょう。これもよくよく考えてみると不思議ですよね。何しろ落ちるリンゴにも、落ちないリンゴにも、等しく重力の法則は働いているはずだからです。そういえば何かが燃え尽きた結果として灰が残る訳ですよね。そしてリンゴの「種」は植物の成長という燃焼プロセスの、結果として出て来る「灰」だとするならば、落ちるリンゴというのはつまり「燃え尽きた」ということなのではないでしょうか。

そして私たちは、このように成長プロセスの結果として「燃え尽きた」ことを一般に熟《う》れたと表現します。この反対に私たちは、落ちないリンゴというのは、未だ熟れていないと理解します。そして「熟」という漢字の「灬」は火を象徴している訳ですから、未だ充分に熟れていないリンゴは、未だ充分に「燃えていない」と理解することができるのです。

さて私たちは植物学の話をしていたのではなく、栄養学の話をしていたということを思い出してください。つまり私たちは、こうやって「燃えたもの」を、ようやく食べることができるということなのです。さて、これが差し当たり上に述べた「何を食べて何を食べないか論争」に対して、僕の方から与えられる回答です。つまり私たちは基本的に燃えたものは食べるけれども、燃えていないものは食べないということです。

念の為に言っておきますと、僕は、これによって全ての「食べる・食べない問題」が解決されるとは、少しも思っていません。それどころか僕は、この「食べる・食べない問題」は全く無駄な議論だとさえ思っているのです。それでは僕が何に対して価値を見出しているのかと言えば、そのような疑問を端緒に、人間の外で起きているプロセスと、人体の中で起きているプロセスを連続的なものとして理解したいと考えているのです。何故ならば、それらはどちらも自然界で起きている現象だからです。

破壊して食べる

　さて皆さまの眼の前には、よく熟れたリンゴがあります。当然それを皆さまは手にとって、シャクっと食べられることと思います。そして飲み込む前には、きちんと咀嚼してムース状にしてから飲み込むことでしょう。そうやって飲み込まれたリンゴは、前回もお話したように胸の領域をスルーして直接、胃のところまで落ちて行きます。そして、そこには胃酸といって非常に強い酸があり、そこで飲み込まれたリンゴムースはゆっくりと時間を掛けて溶けて、また次のところへと運ばれていくのです。

　さて、この様な一連のプロセスを私たちは**消化**と呼んでいるのですが、それをもう少し科学的な視点で捉えてみましょう。そうすると「リンゴをかじる」という行為は、リンゴの破壊だということに気がつきます。そして口の中に放り込まれたリンゴは、咀嚼という行為によって更に徹底的に破壊されます。ですから口に入れたリンゴを飲み込む頃には、もうリンゴの面影すら無いのです。

　こうして胃の中に落ちて来たリンゴは、胃酸によって「化学的に破壊」されます。つまり口の中でのリンゴの破壊は、筋肉の運動と歯の硬さによる「物理的な破壊」だったということです。そして胃の中で一通り破壊されたリンゴは、今度は十二指腸において消化酵素によって破壊されます。そういえば唾液の中にもアミラーゼとかいう消化酵素があるみたいですから、実は口の中でも既に、うっすらと化学的な破壊があったのですね。そして、この消化酵素というのはペプシン、トリプシン、リパーゼ、アミノペプチダーゼ、マルターゼ、ラクターゼなどとにかく色々あって、様々な物質を様々な形で破壊しているのです。

このように消化というのは、生体による物質の破壊行為だということができます。そして、これは既に述べた燃焼のプロセスと非常によく似ています。何故なら燃焼というプロセスもまた、物質の破壊のプロセスだからです。例えば皆さま備長炭の形状を思い出してほしいのですが、植物というのは炭素が残っている限りは未だフォルムが残っています。ところが備長炭で焼き鳥を焼いて「炭」が「灰」になってしまうと、もうそこにはウバメガシ[*2]の形態は存在しません。何故なら炎が、すべての「かたち」を破壊してしまったからです。

このような「燃える」というプロセスと同様、消化というプロセスにおいても口の中に入れられた食べ物が段階的に破壊されていきます。そして通常の燃焼と同様、この消化という名の燃焼においても熱が発生します。おそらく皆さまも食事をして、背中に汗をかいた経験がおありだと思います。つまり食べるという行為において熱が発生して、体が暖かくなったから汗が出たのです。

どうでしょうか皆さま。つい先程、僕が「植物の成長は或る種の燃焼だ」と言ったとき、皆さまは随分と冷たい目で僕を見ましたよね。「なんだか胡散臭いぞ」と。しかし少しずつ、信憑性のある話に聞こえてきたのではないでしょうか。そういえばテレビのコマーシャルなどでも、普通に「脂肪を燃焼させる」とか言っていますよね。そして、それと同じような意味で植物の成長や食品の消化を「燃焼」と呼んでも構わないと思うのです。

それでも賢い人は、食事をして汗をかくのは食べたものが燃えたからではなく、体の代謝が上がったからじゃないのか。それに「脂肪の燃焼」に関しても食べ物そのものではなくて、体に蓄えられた脂肪じゃないか、と反論されることでしょう。確かに、それは仰る通りです。しかしタバコに火を点ける為には、まずライターに火を点けなければなりません。そして備長炭は木材を燃やして作るものなのです。

循環する輪

ところが植物の成長と、食品の消化という二種類の燃焼には、決定的な違いがあります。それは植物の成長が「下から上へ向かう燃焼」であるのに対して、食品の消化は「上から下へ向かう燃焼」だということです。実際、人間の口は体の上部にあり、口の中に入れたものは消化のプロセスが進むに従って徐々に体の下の方へと送られていきます。そして最後は体から出て、地面に落ちて「土に還る」のです。

どうでしょうか皆さま。これで何だか「話が一周した」と思いませんか。つまり地に落ちたリンゴの種が芽吹いて、いつしか大樹に育って赤くて美味しそうなリンゴの実をつけます。そこにニュートンではない人がやって来て、それを食べます。そして人間の体の中で徹底的に破壊されたリンゴは、排泄物となって人体から出て土に戻るのです。こうして上向きの燃焼と下向きの燃焼は、上と下でつながって循環する輪を形成します。つまり、私たち人間が勝手に「食べる」などと呼んでいる行為は、自然の側から見れば燃焼という名の循環の一部を切り取ったものに過ぎないのです。

　皆さまは子どもの頃に「大縄飛び」という遊びをされたことがあるでしょうか。普通、縄跳びというのは自分で回した縄を自分で飛びますが、大縄飛びというのは二人の人が縄を回して、他の人が飛ぶのです。ちなみにこの回しているロープを二本にして遊ぶと、オランダ人になってしまいます[*3]から注意してください。そして自然と人間の関係性もおよそ、このようなものです。つまり自然は、人間が中に入って飛ぼうが飛ぶまいが、ずっとグルグル縄を回しているのです。そして人間は「食べる」という行為によって、その循環に一時的に参加するのです。

　そうやって私たちは色んな循環に首を突っ込みますが、いつも上手くいくとは限りません。例えばリンゴにしても、熟れていなければ「よい循環」にはなりません。つまり下痢になってしまうということです。あるいは、お米なんかはどうでしょうか。もう、これ以上は熟れないところまで待って収穫しても、やはり生では食べられないのです。

　その原因は、色を見れば分かります。つまり炎は赤いので、充分に燃えたものは赤いのです。ですからあまり燃えていないリンゴは、未だ赤さが足りません。そしてお米はどんなに待っても、田んぼで赤くなることはないのです。植物の成長を燃焼だと見做すならば、それは「赤へ向かっている」と言うことができます。それは「何処から」かと問われるならば、それは「緑から」だと答えねばなりません。何故なら植物の色というのは、基本的に緑色だからです。

ですからお米も、最初に田植えをしたときには未だ緑色なのです。しかし成長するに従って、稲の色が全体的に黄緑色っぽくなって行きます。そういった事実を見れば最初の稲の色は緑色と言うよりはむしろ「濃い緑」と言うこともできるでしょう。これはおそらく水と関係しています。というのも灰色のTシャツを着て汗をかくと、濡れたところだけ色が濃くなりますよね。同様に水がたくさんあるところの緑は、少し濃いのです。

そしてお米の花は、透き通るような軽い黄色をしています。気がつけば水が抜かれていて、稲全体が黄色くなっていますが、この黄色は花の色とは違って「乾いた黄色」だと言えるでしょう。そして更に燃えて、田んぼが輝くような黄金色になったら収穫時です。その証拠として稲はもう真っ直ぐには立っておらず、実ったお米の重さで少し曲がっているのです。

さて日本には「実るほど、頭を垂れる、稲穂かな」という素晴らしいことわざがありますが、だから僕は未熟な人間は傲慢にならざるを得ないと思っているんですよね。何故なら、人間として「本当に」成熟するならば頭が重くなって「自ずと」低姿勢になるものだからです。だから頭の軽い発展途上の人間が、腰を低くして「実っているふり」をする必要はないんですよ。余計なお世話はこれくらいにして・・・

料理の本質

さて稲穂が下に向かって「垂れている」ということは、それは「落ちようとしている」ということができます。つまり僕がニュートンさんに一言もの申したいのは、実って落ちようとするのはリンゴだけではないということです。ちょうど、燃焼の結果としての灰が下に落ちるように、植物の成長の結果としての種もまた下に落ちるのです。

しかし、お米はリンゴと違って赤くなる前に、下に落ちようとします。つまり秋に収穫されたお米は、未だ燃え尽きていないのです。しかし自然はお米を、もうこれ以上燃やしてはくれません。そこで人間は、お米に火を入れて燃やして食べるのです。つまり何かを**調理**して食べるということは、自然が充分には行わなかった燃焼のプロセスを、人間が最後まで行なうということなのです。

そうやって考えてみると「料理をする」ということは基本的に「加熱する」ということだと言えます。ですから台所には、必ず火の元があります。それはガスコンロでもＩＨでも構いませんし、加熱するという意味では電子レンジもまた食品に「火」の要素を加える場所だということができるでしょう。ひょっとしたら日本でも、部屋を暖める薪ストーブの上でコトコト料理する人もいるかも知れません。

ですから食卓の上に並べられているものは、基本的に何らかの熱のプロセスを経て来ています。まず既に述べましたように、ご飯はお米に水を加えて加熱したものです。次にお味噌汁も、水を温めて出汁を取って味噌を混ぜて作っていますよね。そして一般に「おかず」と呼ばれているものは、基本的に何らかの野菜を茹でたものですよね。よく「一汁三菜」などと言われますが、その中で加熱されていないものはひとつもありません。

それじゃあサラダはどうなるんだ、という疑問をお持ちの方もいるでしょうけれども、例えばトマトのサラダはトマトを包丁で切って作ります。そして包丁で切るという「破壊」行為が、一種の燃焼だという話は既にしました。つまり、まな板の上で何かを切るということは、口の中で歯で噛む前に部分的に破壊しておくということなのです。そして、この破壊というプロセスと燃焼プロセスが重なるということは、例えば細かく刻んだニンジンは火の通りが早い、という事実を見ても明らかでしょう。

そういえば、ニンジンは生でも美味しいですよね。僕はスライサーで「しりしり状態」にして、サラダに入れるのが好きなのですが、こういう食べ方をする日本人はあまりいないんですよね。あるいは「いや、生のニンジンと言えばスティックで、これにマヨネーズを付けて食べるのが美味いんだ」と仰る方もいることでしょう。例えば、この二つを較べるだけで「料理の本質」が分かります。つまり料理というのは、結局のところ口の中で行われる破壊を、どれだけ体の外でやるかということなのです。

もし包丁によってニンジン破壊を充分に行わないならば、野菜スティックができて、ここでは「歯応え」を楽しむことができます。これに対してスライサーでしりしりしてしまうと、歯応えが減る分だけ色や香りを楽しむことができるようになります。そして、この様な物理的な破壊を究極まで推し進めたのが、ニンジンジュースだと言えるでしょう。

この場合、もう「かたち」と呼べるものは一切残っていませんし、歯応えも全くありませんが、そんなニンジンジュースを「美味しくない」と言う人はいないのです。そして僕がいつも不思議になるのは、搾りたてのニンジンジュースを見て「綺麗な色ですね」と言う人はいても、搾る前の生のニンジンの色を見て「綺麗な色ですね」と言う人はいないということです。おそらく、そこには微妙な違いがあるのでしょうね。

歯による破壊

そして以上の「包丁による破壊」と全く同じことが、加熱に関しても言えます。それはつまり、よく茹でたニンジンほど柔らかいということです。念の為に言っておくと「柔らかい」ということは、ここでは「歯による破壊が少なくて済む」という意味です。そして日本人はドイツ人に比べて、堅めに茹でた野菜を好みます。裏を返せばドイツ人は、なんでもクタクタになるまで煮込もうとするということです。

日本人が何でも「サッと茹でたもの」が好きだというのは、おそらく葉物野菜を例に出すのが最もわかりやすいんでしょうけれども、ここではまだニンジンに留まりましょう。例えば日本人は煮込み料理でも野菜に歯応えがある方が好きなので、カレーに入れるニンジンなどは、わざと大きく切って火の通りを悪くするのです。それにしてもニンジンは茹でれば茹でるほど柔らかくなるのに、ゆで卵は茹でれば茹でるほど堅くなっちゃうのはミステリーですよね。

——とまあ、こういう料理のお話しならば、時間さえあれば何時間でもできます。つまり「料理する」ということは、要するに「食材を加熱する」ということだ、という話です。もう何年も前のことなのですが、こういう話を講座の中で僕がすると、或る参加者の方から「そうではない」というご意見をいただきました。これは僕にとっては、全く驚天動地のでき事でした。何故ならば、こんなに当たり前のことはないからです。考えていただきたいのは、カップラーメンを作るときですら私たちはお湯を沸かす、すなわち水を加熱しているのです。そして、それすらも面倒くさいという怠け者には、もう既に湧いたお湯がポットの中に入っている訳です。

そうやって考えていくならば、「料理というのは加熱することだ」というのは、当然過ぎるくらいに当然のことだと思います。それなのにどうして、こんなに当然のことが伝わらないのか、僕なりに何年も悩んだ結果、この「そんなことはない」と仰った参加者の方は多分、ご自分で料理を作られたことがなかったのだろう、という結論に達しました。しかし、それでもやはり未だ疑問に残るのは、それではこの参加者の方は調理というものを、どのようなプロセスとして捉えていたのかということです。つまり、この世界はミステリーにあふれているということです。

いずれにせよ、ここでは「料理とは加熱である」という考え方を採用します。何故ならば、そう考えることで調理というものを、植物の成長（上向きの燃焼）と食品の消化（下向きの燃焼）の間にあるものとして捉えることができるからです。つまり料理という人為的な行為は、人間の外にある自然の燃焼と、人間の体の中にある自然の燃焼とをつなぐことなのです。

そういった意味で「米を炊く」ということは稲の成長と消化をつなぐプロセスだということができますし、実は「熟れたリンゴをかじる」ということも、或る意味では料理なのです。何故ならばリンゴは大きすぎて、そのままでは人間の口の中に入らないからです。ですから普通の人はナイフで切って、芯も取ってから口の中に入れるのですが、スギちゃん[*4]のようにワイルドな人は、これと同じことをナイフではなくて前歯でするのです。

さて芸能界で最強の「おちょぼ口」と言えば、疑う余地もなく出川哲朗[*5]さんでしょう。彼は本当に、ごくわずかのものしか口に入れることしかできませんし、またごくわずかの量しか嚥下することしかできません。つまり自然界から見たときには全く同じプロセスが、スギちゃんの場合は「消化」の始まりであり（かじる）、出川さんの場合は「調理」の最後のプロセスなのです（切る）。

そうなってくるとリンゴを食べる前に、手を伸ばして実を木から取ったことも、或る意味では「調理」なのではないか、という疑問が生まれて来ます。つまり**収穫**という行為を、自然界の燃焼と人間の中の燃焼をつなぐものだとも理解できるということです。例えば、こういう考え方が無ければ僕は「秋祭り」というものが理解できません。よく秋のお祭りというのは「自然の実りに感謝する祝祭」などと言われたりしますが、僕は単に感謝をするためだけに祝祭なんか必要ないと考えています。

もちろん、感謝をすることは人間にとって大切なことです。実際、キリスト教の中には「パンを裂く」という聖なる行為があり、そこでは「感謝の祈り」が口にされます。しかし祝祭と宗教の精神性というのは、単に「恵みに感謝する」というものだけではないと思うのです[*6]。

次回の結論

さて、そろそろお別れの時間が近づいて来たみたいですね。僕としては、この「料理の本質」と呼べるものが明らかになった時点で、それなりの内容は提供できたのではないかと考えています。つまり人間の外の燃焼と、人間の中の燃焼をつなぐ燃焼が、料理をするということだということです。そして「自然」というからには、その領域を人間は全くコントロールできません。つまり「料理」というのは、上向きの燃焼と下向きの燃焼に挟まれて、人間が唯一の人為的に操作できる領域なのです。

そして、ここから先は次回の予告になります。というのも次回は随分と雑多なことをお話すると思うので、結局のところ何を言いたいのか分からなかった、という反応になることが容易に想像がつくからです。ですから、ここで次回のお話の「結論」と呼べるものを、先に述べておきたいと思うのです。

繰り返しになりますが「料理」というのは、上向きの燃焼と下向きの燃焼に挟まれて、人為的に操作可能な領域だと言えます。そして、この領域において最も本質的な問題は「如何にして火を上手く使うのか」ということになります。人間の文化生活というものが、どれだけ「火」という存在と、そのコントロールと関係しているのかということは、プロメテウスの神話を持ち出すまでもなく明らかなことでしょう。火を自在に操る者は鉱石から鉄を生成して、戦争をすることもできますし、現代では巨大な火を使ってタービンを回して電気を作り、大勢の人間の文化的な生活の役に立つこともできるのです。

そして、これと同様に私たちは火を使って料理をしているのですが、詳しく見てみると「火の使い方」というのは大きく二つに分けることができるのです。その第一は、これまでにずっと述べられてきたことで、火というのは上手に使えば使うほど、料理が美味しくなるのです。そう言った意味で自由自在に火を使い熟して美味しいものを作ることができる料理人は、いわば「火の魔術師」なのです。そして一切の加熱調理はしないけれども、巧みな包丁捌きで刺身を作る料理人もまた、それと同様に「火の使い手」ということになるでしょう。

そして料理人とは別の火の達人のことを、私たちは**薬剤師**と呼んでいます。何故なら製薬というものも、極めて緻密な熱のコントロールによって可能となるからです。これが次回のテーマなのですが、どうか皆さま僕の口から何か特別な製薬法の話が次回に聞けるとは、期待しないでください。というのも僕は単純に「料理というのは二種類の方向性を持っている」ということを、皆さまにお伝えしたいだけなのです。

そして、その第一が今回もお話いたしましたように、食べ物を「美味しくする」という方向性です。そして第二が次回お話する、料理を「体によいもの」にしていくという方向性なのです。言うまでもなく、これらはどちらも非常に大切なことです。ところが興味深いことにほとんどの人は、このどちらか一方にしか注目していないのです。つまり私たちは、ひたすら「美味しいもの」を求めて不健康な食生活になるか、ひたすら「体によいもの」を求めて食べることへの喜びを完全に見失ってしまうかの二者択一に迫られているということです。

おそらく、ここにいらっしゃる方々のほとんどは「美味しいもの」よりもむしろ「体によいもの」を求められていると思います。そして、そういう人は、全ての食べ物を薬にしてしまう危険性を持っています。これとは反対に「美味しいもの」しか求めていない人は、自分の意識ではなく「体」が何を求めているのかが分からなくなる、という危険性を有しています。そして第三の危険性として、食に対する関心そのものが無くなってしまっている人も、現代では珍しくないのです。そういう人の意識はおそらく頭の上、すなわち「知覚」よりも上の抽象的な領域に飛んでしまっているのでしょう。

くるりん結合

そして、この問題を僕は前回お話した図式を使って、意識と無意識の問題として理解します。つまり「美味しさ」を求める人は意識的な人間が優勢であるのに対して、「体に良いもの」を求める人は無意識的な人間の要求に可能な限り応えようとしている、ということです。そして僕は栄養学というものを、この両者の間にあるものだと理解しています。つまり、それは確かに体を気遣ったものではあるけれども、決して「味気ないもの」であってはならない、ということです。

そして、この考えを前回お話した知覚・呼吸・栄養という図式に調和させようとするならば、上にある人間の頭部と、下にある人間の足の先をつなげて、ひとつの円環にする必要があります。おそらく皆さまは、そんなドーナツ状の人間なんかこの世の何処にも見たことがない、と仰ることでしょうがそれは無理もありません。何故なら、これは生まれる前の人間、すなわち子宮に浮かぶ胎児の姿だからです。

そして、このように人間の頭と足をつなげることで「栄養」というものが知覚と呼吸の間に存在するもの、として理解することができます。このような思考操作を、専門用語で「くるりん結合」と呼ぶのですが、これによって上に述べた料理人と薬剤師の関係性が明らかになります。というのも呼吸する胸の領域は「治癒力の源泉」として理解されているからです。そもそも「病気になる」ということは、何らかの形で「体のバランスを崩す」ということではないでしょうか。そう考えると上の体と下の体を仲介する胸の領域から、「バランスを取り戻す」という治癒力が生じるというのも、あながちこじつけではないということが、お分かりいただけるかと思います。

つまり「栄養」というのは癒す胸の領域と、味わう頭の領域に挟まれているということです。それにしても意識的な「知覚」が下にある、ということに何だか納得いかない方もおられるかと思います。そういう繊細なかたには僕の方から、高等テクニックである「くるりん回転」をお勧め致します。こうすることで無意識的な呼吸（治療）が「下に」来て、意識的な味覚体験が「上に」来ることになります。そして本来の栄養というのは、その中間に見出されるべきなのです。

3

食品・毒・薬

＊

マグノリア・アグリ・キャンパス

2018年9月23日(日)

福島鏡石

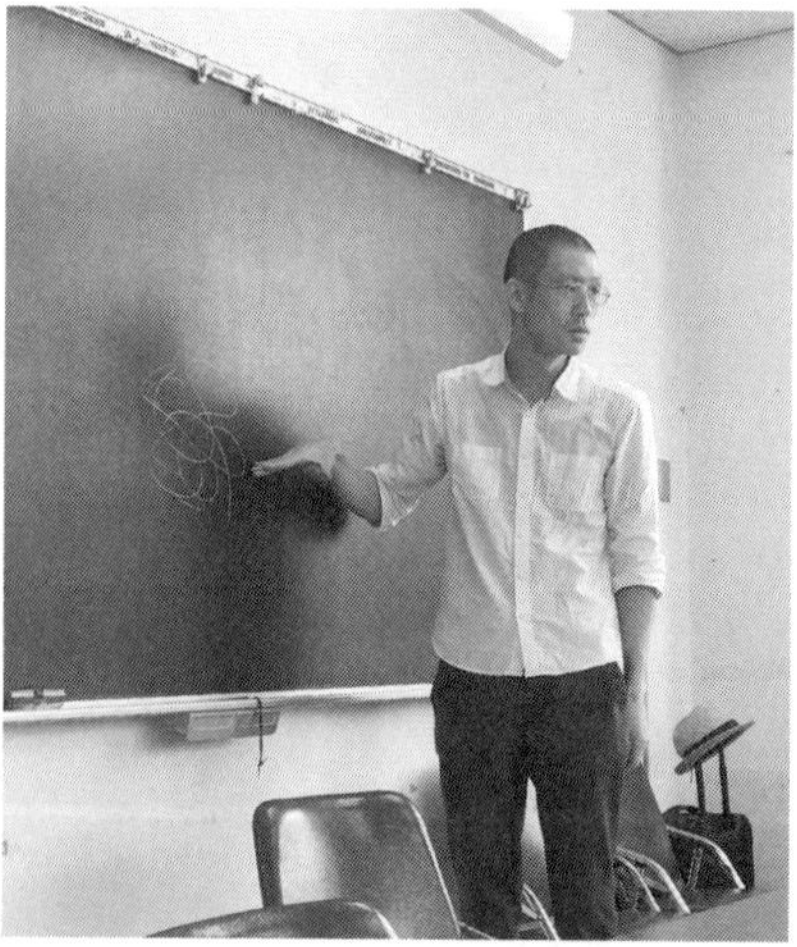

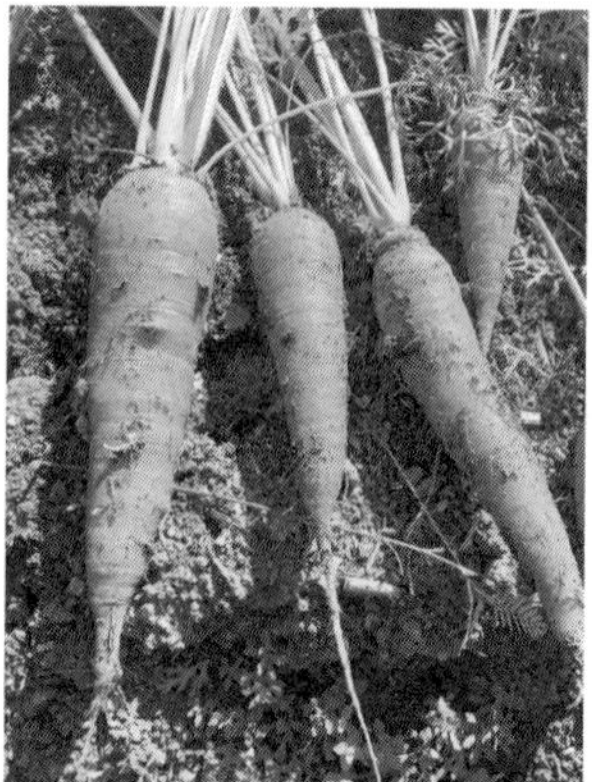

さて今回は栄養学講座も、もう第三回ということで、これまでの話で随分と「核心」に近付いてきたという実感がおありでしょうか。それとも未だに「周辺」ばかりをウロウロしている、という印象をお持ちでしょうか。

この栄養学講座は四回シリーズですから、今回は起承転結で言うところの「転」に相当します。つまり僕は、次回の第四回では、それなりに「まとまった話」をしようとは考えているのですが、その前に今回は、いろんな雑多な事柄についてまとめて考えていきたいのです。

カロリーを考える

と言うことで今日は、僕の全く個人的な話から始まります。それは、もう十年近く前のことなのですが、或る人と食事をした際に食卓を見て「この料理はカロリーが高そうですね」という話になったんです。それで僕は、この「カロリー」というものが当時、いまいち良く分からなかったので「いや……そう言われても、よく分かりませんが」みたいな曖昧な答え方をしたんですね。おそらく普通は、こういう受け答えになってしまったら、その話題は終了です。つまり話が、別の方向へ行くということですね。

ところが、その人はこのカロリーというものに何かしらのこだわりがあったのか「いや、そんなことないでしょう。これは、どう見てもカロリーが高そうですよ。よく見てくださいよ」と言ってきたんです。それでも僕はやはり、この人が何を言いたいのか良く分からなかったので、結局「いや……

そう言われても分からないものは分からないんで……」みたいな受け答えになってしまった訳です。

まあ何処にでもあるようなやりとりだとは思いますが、これは僕にとっては非常に印象的な体験でした。というのも僕はそれまで、食べ物をカロリーだと思う人間に出会ったことがなかったからです。言うまでもなく僕は、カロリーという概念を「知識としては」持っていました。しかし、このカロリーという謎の考え方を、実生活に応用している人に出会ったのは、確かにこの時が初めてだったのです。

おそらく皆さまはSNSにくだらない動画をアップして、日本中からひんしゅくを買う人が、大勢いるということは「知識としては」ご存知だと思います。最近流行りの「バイトテロ」[*1]というやつですよね。しかし自分の身の回りで、そういう愚かなことをする人を見たことがあるかと問われれば、おそらく皆さまは「無い」と答えると思うのです。それと同じで僕の家族の中には、食事中にカロリーの話をするような下品な人間はいませんでした。ですから食事中に排泄物の話をしないことが社会人として当然の配慮であるのと同様に、科学の実験室の概念を使って食べ物について語ることは、全く不適切な行為であるように僕には思われたのです。

それでもやはり、三十歳を過ぎるまでカロリーについて一切考えたことがなかったなんて、竹下さんは随分と世間知らずなんですね、と皆さまは感じられていると思います。その指摘は全く正しいと思います。でも僕は確かに「世間知らず」ではあったけれども、おそらく「愚か」ではなかったと思うのです。つまり人間というのは世間を知って愚かになるか、賢明さを求めて隠遁するのかという板挟みの中で生きているということです。

いずれにせよ僕は、この印象的な出会いをきっかけに真剣に「カロリー」というものについて考えるようになりました。そして僕は二つの方法で、この「カロリー」というものについて調べてみることにしました。第一はアマゾンで栄養学の本を何冊か買って、いわゆる「教科書的な」栄養学の知識を身に付けることにしました。そして第二に自分の身の周りの人に、色々とカロリーについて尋ねることにしたのです。具体的に言うと料理が運ばれてきた時に、この料理はカロリーが高そうなのか低そうなのか、ということを質問したのです。

そして、割と程なくして二つのことが分かりました。第一に僕以外のほとんどの現代人は、カロリーについて明確なイメージを持っている、ということ。そして第二が、その「カロリーに対する明確なイメージ」は、学問的に見ればかなり不正確なものだ、ということだったのです。

謎のヘルシー

これは興味深いことなので、少しだけ具体的に見てみましょう。例えば多くの人は塩がたくさん入っている食べ物を「カロリーが高い」と判断しますが、実際には塩はゼロカロリーなので、食品に含まれる塩の量はカロリーとは全く関係ありません。あるいは反対に、ほとんどの人は「豆腐はカロリーが低い」と思っていますが、豆腐というのはいわばタンパク質の塊なので、意外とカロリーは高いのです。でも、醤油をかけなければカロリーは抑えられるだろう、と考える人もいらっしゃいますが、醤油をかけても増えるのは基本的に塩分だけなので、やはりカロリーとは関係ありません。

たったこれだけの考察で明らかになったと思うのですが、実はほとんどの人は単純に「味の濃いもの」を「カロリーが高い」と言っていただけなのです。ですから「ラーメンはカロリーの塊だ」という言葉は、翻訳すると「ラーメンは味の濃い食べ物だ」という意味に過ぎないのです。何故なら美味しいと言われるラーメンには、多めに塩が入っているからです。それでは反対に「味が薄い」ということを、現代の日本語はどう表現するのかと言うと、それが「ヘルシー」なのです。

だから、ドレッシングをかけていない味気ないサラダは「ヘルシー」ですし、醤油をかけていない豆腐は、どんなにカロリーが高くても「ヘルシー」ですし、同様に鶏の唐揚げもまた、レモンを絞って掛けると――カロリーの増減とは全く関係なく――「ヘルシー」になるのです。

そして多くの人は何故だか、この謎の「ヘルシー」を求めています。例えばクルミやアーモンドのようなナッツ類もまた、こういった「ヘルシー」なものの代表です。栄養学的に言えば、ナッツ類というのは脂肪の塊ですから、科学的に見ればカロリーは随分と高いのですが、無塩のナッツ類は疑う余地もなく「ヘルシー」なのです。

如何でしょうか。これが誰もが持っている「栄養学的には全く不正確な、カロリーに関する明確なイメージ」なのです。以上を踏まえて先程の会話に立ち戻るならば、その人は僕に「この料理、味が濃そうですね」と言いたかっただけなのです。それならば僕は「ええ、そうですね。味が濃そうですね」と素直に答えたと思うのです。つまり僕は、やはり全く世間知らずだったということです。

そして、これは誰もがやっている話し方の「癖」と言えるものです。何故なら日本語というのは、言葉を複雑にすると表現が「婉曲」ではなく「強調」される、という奇妙な特性を有しているからです。例えば僕が高校生だったとして、甲子園で優勝したら「優勝できて嬉しいです」とストレートに感情を表現すると思うのです。しかし日本語の正しい作法では「優勝という二文字が、僕の心を根底から揺るがしました」と言わなければならないのです。そして、これと同様に多くの現代人は「味が濃い」と言う代わりに「カロリーが高い」と言い、そして「味が薄い」と言う代わりに「ヘルシー」だと言うのが正しい日本語の作法なのです。

そう言えば「ＤＮＡに訴えかけてくる」という奇妙な表現を用いる人もいますが、僕は未だに、このＤＮＡというものが何なのかがよく分かっていません。何故ならば、僕はまだ自分の体の中にＤＮＡなるものを実感したことが無いからです。よくテレビなんかでは霊媒師が出てきて、死んだおじいちゃんの霊を降ろしてくるという胡散臭い話がありますが、僕にとっては自分のＤＮＡを実感している人のほうがよっぽど胡散臭いと思います。

いずれにせよ本質的なことは第一回の最後で述べたように、そもそも栄養素というものは、直接的には体験されないということです。そして、これこそが正に最終回である次回のテーマなのですが、今回はまだ味覚の領域に留まりましょう。

いい塩梅

さて皆さまは、お味噌汁を作られた時に、ちょっとお味噌を入れすぎてしまって、塩っぱくなってしまった、という経験がおありでしょうか。これは新しいお味噌を使い始めた時に、よく起こる現象です。そして味見をせずにお椀に注いで、食卓で初めて「あっ！」と気づく訳です。そこで席を立ってやかんにお湯を沸かして、お椀に注いだら「一件落着」ということになります。そして僕は、こういう状況に直面した時にいつも思うのです：こんなことをしても塩分摂取量は同じだ、と。

これは僕にとって、全く未解決の問題です。何故なら僕にとっては、味噌を入れ過ぎて塩っぱくなってしまったお味噌汁と、ちょうどいい塩加減——これを日本語では「いい塩梅」などと呼ぶのですが——のお味噌汁は全くの別物だからです。しかし、このような味覚の体験とは別に「塩分量」というものがあり、これは確かにお湯を足す前と後では変わりません。何故ならば足したのは水であって、お椀の中にあった塩の総量は、その前と少しも変わらないからです。

おそらく皆さまは「そんなことは当たり前だ」と仰ることでしょう。しかしこれは、僕にとっては全く理解できない大問題なのです。というのも「塩辛くて食べられない味噌汁」と「ちょうどいい塩梅の味噌汁」の塩分濃度を比較してみても、その違いはせいぜい三割程度しかないからです。具体的に言うならば、僕は市販のインスタント味噌汁は塩辛くて食べられないと感じるのですが、この塩分濃度が0.8％です。これに対して僕が「ちょうどいい」と感じる塩分濃度は0.6％ですから、この違いはわずか0.2％に過ぎないのです。

この違いがわずかであることも「驚き」ですが、僕の感じる疑問はそこではありません。まず計算上は、0.6％の味噌汁に対して、0.8％の味噌汁の塩分含有量は1・33倍ということになります。つまり0.6％の味噌汁を、いつもに比べて三分の一多くお椀に注いでしまうと——少なくとも塩分摂取量から言えば——あの塩っぱくて食べられない0.8％の味噌汁を完食したことと同じになってしまうのです。そして鍋に中途半端に残しておきたくないから、いつもより三割ほど多くお味噌汁を注ぐことは、決して珍しいことではないのです。そうなると鍋にお味噌汁を中途半端に残しておきたくない日には、私たちの体の塩分含有量は、いつもよりわずかに多くなってしまっているのでしょうか。

こういった問題は僕にとって「全く未解決」だと先ほど述べましたが、大勢の人前で「分からない」を連発する訳にはいかないので、取り敢えず今のところ僕が理解していることだけをお話し致します。まず人間の体には恒常性維持機能【ホメオスタシス】というものがありまして、外界から与えられる様々な変化に対応しています。ですからいつもより三割多く塩分を摂取してしまった時には汗や尿で塩分の排泄を多くし、逆に塩分摂取がいつもより三割少ない時には、排泄の量を少なくして体内の塩分含有量が同じになるように、常に調節しているのです。

さて、ここから考えなければならないのは――例えば最初の仕事が終わる前に次の仕事をお願いすると、すぐにパニックになる人がいれば、百個くらいの仕事をいっぺんに頼んでも、全く平気な人もいるように――このホメオスタシスには個人差があるのではないか、ということです。つまり「強い」ホメオスタシスを持つ人は過剰な塩分摂取をしても直ちに排泄するので大した問題も起こさないけれども、逆にホメオスタシスが「弱い」人は塩分の摂取量をわずかに間違えただけでも、様々な問題が体に起きてしまうということです。そして言うまでもなく、こういった個人差は塩分だけではなく、カロリー摂取全般にも言えると思うのです。

ホメオスタシスとキャパシティ

仮に、これが事実だとするならば、必然的に考えられることは二つあります。第一にホメオスタシスの許容範囲【キャパシティ】が狭い人には「厳密な」栄養学が必要であるのに対して、反対に許容範囲の広い人には「大雑把な」栄養学で構わないかあるいは、そういうもの自体が実質的には必要ないのかも知れない、ということです。そして第二に考えられることは、このホメオスタシスそのものを守るために、適切な食生活は必要なのではないかということ、つまりどんなに仕事が有能な人であっても、働かせ過ぎると何処かの時点で体を壊してしまうことになるのではないか、ということです。

さて、以上のように、わざと専門的な言葉を使って説明してみましたが、これは生活から得られる実感として誰もが普通に知っていることでもあります。つまり、どれだけ食べても血液検査の数値は常に正常だし、少しも太りもしない人がいれば、ずっと食事に気を使っているはずなのに、太ってしまうし数値も悪いままの人もいるということです。このように「食べたもの」が、その人の「体の状態」にどれだけ影響するのかにはかなりの個人差があります。これだけ明々白々な事実があるのにも関わらず、どうして世間では万人に共通のカロリーや塩分の摂取「量」について論じられているのか、僕は不思議でなりません。

しかも私たちは、ずっと「塩分の摂取を控えましょう」とは聞かされてはいるものの、実際のところ自分たちがどれだけの「量」の塩分を摂取しているのかに関しては、全く何の実感もないのです。これに対して私たちは塩分濃度に関しては、実感を持っています。それが、これまでに繰り返し述べてきている味の問題なのです。

そして「カロリー」という意味不明な概念に対して、僕が子どもの頃からずっとリアリティを感じられなかったのは、こういうこととも関係していると思うのです。つまり僕にとっての現実は「塩っぱい」とか「ちょうどいい」という体験の**質**であって、塩分の摂取「量」ではないということです。

そしてカロリーや塩分と同様に、僕は体重というものにもほとんどリアリティを感じていません。何故なら人間の価値は、体重によっては決まらないからです。だからこそ僕は色んな人に「どうして体重計に乗るのか」を訊いて回っているのですが、今のところ納得のできる回答をいただけたことはありません。或る人は「体重が増えると、体が重くなるんだ」と言うのですが、「体が重くなった」と感じるのなら、その人は体重計に乗る前に既に「自分が重い」ということを分かっているのです。

例えば僕も両手両足におもりを付けたら、その分だけ自分の体が重くなったと感じます。この状態で体重計に乗るとおそらく、付けたおもりの分だけ体重が増えていると思うのですが、そんなことは確認する必要はありません。何故なら今、自分の体が重いということはもう充分に実感しているからです。また他の人は「昨日は食べ過ぎたな」と思う時に体重計に乗ってみると、やっぱり体重が増えているから、体重計に乗ることには意味があるんだと言います。しかし朝、目覚めて「昨日は食べ過ぎたな」と感じるのであれば、その人は体重計に乗る前から既に「自分は昨日、食べ過ぎた」ということを知っているのです。それなのにどうして、自分が既に知っていることを体重計に教えて貰う必要があるのでしょうか。

カロリーオフもカロリー摂りすぎ

そして、僕が第一回の時に栄養というものを呼吸と知覚を含めた「全体の一部」として捉えたのは、こういった背景があるのです。

これは実際にあった話なのですが、交通事故が原因で全く嗅覚を失ってしまった人がいます。そして、その結果としてこの人は過食で肥満になってしまったのです。これはおそらく、嗅覚の欠落によって「食事中の知覚」が減ってしまったことと関係しています。つまり、その人はこれまでと同じものを食べたのでは、これまでと同じだけの満足感が得られず「今の自分」が満足するだけ食べたら、結果的に食べ過ぎになってしまったのだ、と解釈することができます。

あるいは「カロリーオフ」の食事を始めたら、却って体重が増えてしまった、という話も決して珍しくありません。理由は様々なのでしょうけれども、例えば「カロリーオフ」の食事が味気ないものだったならば、食事中に得られなかった「満足感」を得るために間食が増えてしまった、ということも考えられるでしょう。

あるいは第一回の時には全くお話する時間がなかったのですが、食事中の会話もまた栄養学的に本質的な意味を持っています。これは「栄養の呼吸的な要素」に分類されると僕は考えているのですが、楽しい会話が食事を美味しくするということは誰もが知っていることです。そして昨今は「孤食」といって、ひとりで食事をする人が増えてきていることが社会問題化しています。そしてひとり寂しい食事でも満足感を得るために、やはり食べ過ぎてしまうことも考えられる訳です。

このようにして考えていくならば、食事における知覚と呼吸が、本質的な意味を持っている、ということがお分かりいただけたと思います。

あるいは以上の話を聞いて、やっぱり本質的な問題は、摂取したカロリーの「量」じゃないか、と改めて感じられた方もいらっしゃるかも知れません。確かに交通事故もカロリーオフも孤食も、どれも食べ過ぎています。つまり確かに「カロリーを摂り過ぎた」のです。しかし、それでも「食事をする」ということを、「車にガソリンを注ぐような過程」として理解するべきではないのです。

例えば、こんな比較はどうでしょうか。A君は毎日、三時間英語の勉強をして、一年後にはアメリカに留学できるまでに英語が上達しましたが、B君は一日十五分しか英語を勉強しなかったので、それから一年経っても中学生の英語の教科書も読めませんでした。おそらく、この話だけ聞くとほとんどの人は、やはり英語の上達には勉強時間（量）が関係しているのだ、という結論に至ることでしょう。

しかし現実は、そう簡単なものではありません。何故ならA君には最初からアメリカ留学という夢がありましたし、また先生も非常に熱心で教えるのが上手かったのですが、B君の方は大した目的意識もなく、また英語を教えてくれる先生もいなかったのです。こういった現実が分かると、B君は「むしろよくやった方だ」とさえ思えます。僕だったらB君に素晴らしい英語の先生を紹介するか、あるいはそもそも英語を学ぶことが、あなたの人生にとって本当に必要なことなのか、ということについて一緒に考える時間を取ると思うのです。そうするとB君は無駄な英語の勉強の時間を、何か自分にあったものの勉強に充てることもできるかも知れませんから。

そして栄養の話も、これと同じです。もし人間の脇腹に給油口のようなものがあって、一日に何グラムと決められただけのカロリーを、そこから入れさえすればよいのなら、たしかに僕がここでお話していいるような複雑な栄養学は必要ありません。しかし人間を「カロリーで動く機械」ではなく、人間として理解したいのならば、栄養学というものを人間の全体を考慮して構築すべきなのです。

モンちゃんの気づき

ところが多くの人は、そういう面倒くさいことについていちいち考えたくないので、結局のところ「一日でどれだけのカロリー摂取をするべきなのか」を知りたがります。それは翻訳すれば「給油口にどれだけの燃料を入れればよいのか」という意味になります。この様な疑問に対して僕は、人間に関わる事柄は基本的に「量」の問題ではなく「質」の問題だと言いたいのです。つまり、そもそも「正しいカロリー摂取量」などというものは、存在していないと僕は考えているということです。

少し話は変わりますが、僕の知人のデザイナーの話をしましょう。彼は本の表紙のデザインを作る時に、イエロー（黄）の中にマゼンタ（赤）を何％入れるかに、ものすごく悩んだそうなのです。ご存知のない方のために念の為に言っておくならば、オフセット印刷では三つの色を混ぜて好きな色を作るのですが、それぞれの色をどれだけ混ぜるのか、１００段階で指定ができるのです。そしてデザイナーの彼はイエローに足すマゼンタを、５％多くするかしないかで、ものすごく悩んだそうなのです。

僕の感覚ではイエローに混ぜるマゼンタが、10％から20％に増えるとレモンイエローが山吹色に変わります。つまり5%の違いというのは、普通の人ならば、並べて比較しないと気づかない程度の違いなのです。

ところがおそらく絵を描いている人は「レモンイエローと山吹色は全然違う色だ」と仰ると思います。確かに音楽でもそうなのですが、素人では全くわからないような「わずかな違い」が、決定的な差を生むのが芸術の世界なのです。そういった意味でデザイナーの彼のマゼンタを5%足すか足さないかという葛藤は、デザインをしている人からすれば、全く普通のことだとも言えるのです。そして彼にとっては、レモンイエローを半分だけ山吹色に寄せるならば「美しい」デザインができて、そうしない場合は「美しくない」のです。

さて、こうしたデザイナーの葛藤に僕は、全く別の観点を持ち込むことができます。それは「マゼンタを5%足すと、その分だけインクの消費量が増える」というものです。確かに、それは本の表紙ですから、何千部も印刷されることが前提です。つまりわずか5%の違いだったとしても、それは「塵も積もれば山となる」ということで、その分だけ資源を無駄に使い、そして環境に負荷をかけているということになるのです。

あるいは、こういう話をしていると僕は高校時代のモンちゃんという友人を思い出します。それは学園祭でのことなのですが、校庭では科学部が黒いポリ袋の熱気球を飛ばしていました。大きくて黒いポリ袋をたくさんテープでつなぎ合わせて5m四方くらいの巨大な袋にして、そこに空気を入れて密閉します。後は、それを校庭に出しておけば黒いポリ袋に日光があたって中の空気が暖まり、熱気球の原理で浮き上がるという仕組みです。これは、ご存知のない方にはなかなかイメージしづらいとは思いますが、わりと何処でもやられているポピュラーな科学実験なのです。

この熱気球に人間が乗ることはできませんが、形をクジラのように作っておくと、なかなか迫力もあって楽しいんですね。それで充分に暖まって浮き上がり始めると校内で歓声が起こるのですが、僕は確か小学校の頃に一度やっていたのであまり興味がなかった訳です。

まあ、そんな状況の中で「見に行こうか」みたいな話をモンちゃんとしていたのですが、この科学実験が学園祭で行われた背景というのが興味深いのです。この時は二十世紀末で、ちょうど「環境問題」という言葉が市民権を得て久しく、色々な大学では「環境学部」なるものが作られて、実際にそこに進学した友だちも、少なからずいたと思います。そして、そういった時代背景の中で太陽熱という「クリーンなエネルギー」で気球を飛ばすことができる、というのが科学部の主張だったのです。

つまり、この実験は科学部が環境問題をアピールするための、学園祭内でのアクションだった訳なのですが、それを知ったモンちゃんが「ポリ袋を無駄遣いしている時点で既に環境破壊だ」とボソっと言ったのです。

最大の環境破壊

さて、ここで第一回の時に言及した「地産地消」という考え方に立ち戻っていただきたいと思います。そこでは、仮に地産地消というものに客観的な価値があるのだとするならば、それは輸送にかかるエネルギーが少なくて済むので、環境への配慮がなされている点だ、という結論になっていました。

確かに、これは全く真っ当な考え方です。確かに庭先で取れたトマトと、地球を半周回って来たトマトとでは、口に運ばれるまでに排出されたCO_2の総量が格段に違います。

しかし、これはせいぜい「モンちゃんの環境論」と言える程度の説得力しか持っていません。黒いポリ袋で何も輸送しない熱気球を作ることは、確かに「資源の無駄遣い」なのかも知れません。しかし、それは「教育の一環だ」と考えることもできるのです。モンちゃんに限らず、こういった事柄についてはほとんどの人が全く何も考えていません。つまり「節約」という道徳性がどれだけ正しいものであったとしても、そこには必ず「人間としての尊厳が失われない範囲で」という制限がつくべきだということです。

というのも極論するならば、人間が地球上で文化的な生活をしていること自体がそもそも「最大の環境破壊」だということにはならないでしょうか。つまり何らかの「美徳」を無制限に拡大することで、結果的に人間の存在そのものを否定することになってしまっては、全くの本末転倒だということです。そして「地産地消」という方針が「環境に対する負荷を減らす」という考え方へ拡大した時点で、それは「何も食べないことが最大の環境保護なのではないのか」という極論へ近付いているのです。

これが地産地消について言うべき第一の事柄だとするならば、第二の点は先程のデザイナーの件と関係しています。そこでは完成した本が美しいのか美しくないのかという問題と、消費されたインクの量が多いのか少ないのかという問題が対比されていました。おそらく多くの現代人は主観的で感性的な事柄よりも、客観的で科学的な事柄の方を信用するという傾向があると思います。しかしデザインが美しいかどうかについて考えている時に、消費されたインクの量を問題にすることは全く馬鹿げている、と誰もが感じることでしょう。

そうだとするならば「遠くで取れた野菜」と「近くで取れた野菜」について考えるときにも、輸送時のCO_2の排出量の多寡で単純に比較するべきではないのです。それどころか、そうやって測定可能な「量」だけを問題にして、白黒ハッキリさせようとしていること自体が、或る種の嘘だと僕は思います。何故ならば、そういった考え方は本来人間が体験するべき「質」を、単純に比較可能な「量」にすり替えてしまっているからです。あるいは別の表現を用いるならば、本来ならば人間の内側に見出されるべき**道徳性**が、客観的な事実として人間を外から測る尺度になってしまっている、ということが問題なのです。

こういう事柄は特に、子どもに対する「環境教育」について考える時に重要になります。例えば若い世代の人達は、子どもの頃から人間の経済活動による二酸化炭素の排出と地球温暖化の話を聞かされて育っているので、知らない間に二酸化炭素は「悪」だという感覚を持っています。ですから炭酸飲料を飲んでケップをすることも、広い意味では環境破壊なんじゃないかと考えてしまうのです。

ここでも改めて、前回お話した「体にいいから食べなさい」という問題に向き合わなければなりません。つまり自分の外側で起きている事柄の理屈に従うよりも前に、自分自身の法則性について確認するべきだということです。

正しい日本語表現

少し余談になってしまいますが僕は先日、家の近くの役場に行った時に、入り口のところに立ててある「なくそう差別」という看板に衝撃を受けました。何故ならば、これは僕の頭の中からは絶対に出て来ない発想だからです。ちなみに僕は、自分の心の中に「差別の心」が全く無い、と言いたい訳ではありません。そうではなく僕は、自分の人生で、ひたすら「面白いこと」だけを追い求めてきたので、今のところ誰かを差別をする「暇がなかった」だけなのです。

お分かりでしょうか、皆さま。確かに「差別の無い社会」は素晴らしいものだと思います。しかし、それよりも素晴らしいのは、全ての人が自らの見出した価値に忠実に従って生きられることではないでしょうか。そして、そんな社会ならばおそらく差別なんてものは、もうほとんど問題になっていないと思うのです。

多くの人は「悪を倒す」ことが善なのだと勘違いしていますが、これはおそらくゴレンジャーの影響なのでしょう。しかし善を実現する為には、善を探し求めるしかありません。そして善とは何かと夢中になって考えていると、役場の入り口にゴレンジャーが立っていてビックリしてしまうのです。

裏を返せば「善とはなにか」という問題に向き合っていない人は、ついつい悪を撲滅することに手を染めてしまうということです。そして、そういう人は「無駄を排除する」ことばかりを考えるようになります。そして黒いポリ袋でクジラを作るのは、明らかに「無駄」だという結論に至ります。このように「無駄なこと」を見出すのは簡単ですが、意味のあ、、、ることを見出すのは容易ではありません。無駄というのはつまり「意味のないこと」だと言えます。ところが、人生の中から全ての「無意味なもの」を完全に排除したとしても、そこに残ったものが「意味のあるもの」かどうかは分かりません。

つまり人生の「答え」は、消去法によっては見出され得ないのです。

栄養学の領域では、こういう問題に常に直面します。例えば僕は以前「砂糖は麻薬と同じだ」と主張する人に会ったことがあります。そこで僕は「それじゃあ普通の饅頭とコカイン入りの饅頭がひとつずつ出てきたら、あなたはコカイン入りの饅頭を取ってくださいね。僕は砂糖のたっぷり入った普通の饅頭を食べますから」と言いました。すると、その人の答えは「自分が言いたかったのは、そういうことじゃない」だったのです。これは日常的に、よく直面する問題です。つまり「砂糖は麻薬と同じだ」と言っている人は、少しも「砂糖は麻薬と同じだ」などとは考えていないのです。

それで少し話をしてみると結局、この人は単に砂糖を摂取し過ぎることの危険性について訴えたかっただけなのです。そこで僕は「確かに、砂糖の摂り過ぎは体に良くありません。でも仮に『摂り過ぎは良くない』というだけが問題なのならば、水だって飲み過ぎると下痢になりますよ」と答えました。これに対して彼は「それは極論だ」と認めようとしなかったのですが、本当に興味深いですよね。つまり彼の中では、僕の言った「水を飲み過ぎると下痢になる」は極論だけれども、自分の言った「砂糖は麻薬と同じだ」は極論ではないのです。

とは言え少し調べてみると、彼が正常な日本語を喋れなくなってしまった理由が見つかります。ご存知のかたもいらっしゃると思いますが、２００８年にプリンストン大学が発表した研究結果と関係しています。そこではマウスへ砂糖を与え続けたところ、ドーパミンなどの快楽物質が大量に分泌され、実験の後には重度の禁断症状が出たというのです。もし、この実験結果から「砂糖は麻薬と同じだ」と主張できるのであれば、ゴキブリを殺す食器用洗剤は、食器を洗うのに使ってはいけないくらいの猛毒だということになりますね。

結局のところ、この人が「砂糖は麻薬と同じだ」という幼稚なレトリックを使って達成できることは、それを聞く人に砂糖に対する嫌悪感を植え付けるだけなのです。そして僕のように性格のヒネクレていない人間ならば、その結果「砂糖は食べてはならないものだ」という結論に至るでしょう。これはひょっとしたら正しい考え方なのかも知れませんが、唯一の問題は、これによって「何を食べるべきなのか」は全く明らかにされていない、ということです。だからこそ僕は、正常な日本語能力を失わずに栄養学のお話をしたいのです。

食べものへの嫌悪感

これを抽象的に表現するならば「無駄なもの」が何なのかはわかったけれども、何が「大切なもの」なのかは全くの未解決の問題だ、ということになります。

さて話は変わりまして、皆さまは「拒食症」[*2]というものをご存知でしょうか。これは若年層の、特に女子に典型的な病気で「太りたくない」という思いから食べることそのものを拒み、その結果として体重が著しく減少し、重篤な場合は死に至ります。これは正式には「神経性無食欲症」などと呼ばれ、精神疾患の一種とされているので、発症した子どもの母親もまた「治療の対象」になることがあります。何故なら人間の心は「人間関係」の中で育まれるものだからです。

そうすると拒食症病棟では、拒食症を抱えた何組かの母娘が一緒に食事を摂ることになるのですが、そういった母親同士が好んでする食卓の話というのは「どの食べ物が体に悪いか」なのだそうです。これは拒食症病棟で働いていた人から、僕が実際に聞いた話です。念の為に言っておくならば、こうした母親たちの食に対する姿勢が、娘たちの拒食症の「原因だ」と主張するつもりは毛頭ありません。そうではなく僕は、こういう事実を前に現代の栄養学が、食べ物に対する愛情や好感よりも、むしろ嫌悪感や反感を生んでいる、という現実に注目していただきたいだけなのです。

そういえば、最近はめっきり少なくなりましたが、ひと昔前では盛んに「食の安全安心」が声高に叫ばれていました。だから家庭菜園で取れた野菜を食べることは地産地消だし、何より農薬を使っていないから安全安心だ、という「食育」を子どもたちにしていた訳です。これは僕に言わせれば、全く狂気の沙汰です。何故ならば、そこでは「それ以外の野菜は基本的に危険で信頼できないものだ」という暗黙の前提があるからです。私たちは生産者の顔が見える農産物を見るたびに、「安全安心」という呪文を唱えなければならないほどに、誰も信頼できなくなってしまったのでしょうか。あるいは私たちは毒見奴隷をかかえたローマ皇帝のように、常に誰かに毒をもられる危険性に怯えているのでしょうか。

さて、ここで僕が前回の最後に「予告」としてお話したことを思い出してください。そこで僕は「次回は薬の話をします」と言ったと思うのですが、もう時間的には半分を過ぎようとしている今まで、少しでも薬の話はあったでしょうか。信じられないかも知れませんが実は、僕は最初からずっと薬の話をしていたのです。

これまで僕は長々と話してきましたが、今日お話したテーマは、たった二つしかありません。第一は「砂糖は麻薬だ」という言葉で表現されるもので、これは「砂糖は毒だ」という意味に翻訳することができます。そして一般的な栄養学的知識というのは、基本的に何が「毒」なのかという構造を有しています。つまり「毒」なのは砂糖だけではなく、ファミレスやコンビニやファストフードで売られているものは全て、例外なく「毒」だということを説明するために、色んな複雑な理屈が並べ立てられているのです。

そういう文章を読んでいて僕が常に感じることは、ファミレスやコンビニやファストフードで食べられるものが、「食品として価値が低い」ということを説明するために、そんなに難しい考え方が必要なのだろうかということです。というのも僕は、それらの食べ物は単純に美味しくないから食べないのです。ちなみに言っておきますと、ここで僕が「食べない」といっているのは、決して「一切口にしない」という意味ではなく「習慣としては食べない」という意味です。つまり、それは僕の「生活の一部」ではない、という意味なのです。

食べ物は薬ではない

何が体に「悪い」ものなのかという知識に対して僕が何の価値も感じないのは、そういった知識をどれだけ頭に詰め込んだとしても、それによって何が体に「良い」ものなのかは少しもわからないからです。それどころか既に述べたように、身の回りの食品がどれだけ「毒」なのかという知識を身につければ身につけるほど、最終的には食べることそのものさえも否定してしまうまでに、食品そのものに対する反感と嫌悪感のみが培われてしまうのです。

　これは先程、善と悪の問題として抽象的に表現したことと基本的に同じです。つまり悪を撲滅することと、善を実現することとは別の事柄だということです。そして、これに加えて意識しておかなければならないのが、悪を排除しようとすることそのものが、場合によっては社会の害になってしまうということです。それは近年ネットの世界では、いき過ぎた「不謹慎刈り」として表面化しています。ひょっとしたら多くの人は、それを「善意」からやっているのかも知れませんが、ちょっとした「不謹慎」を徹底的に排除しようという不寛容な姿勢が、結果的にネットの世界を気楽で自由に発言できない空間に変えてしまっているのです。

　それならば食品の世界の「毒」ではなく、食品の世界の「薬」を教えてくれ、という方もいらっしゃると思いますが、僕は正に、最初からずっとそういう考え方と闘っているのです。何故ならば、食べ物は薬ではないからです。これは当たり前すぎるくらいに当たり前のことなのに、誰も納得してくれません。これは非常に興味深い事実です。つまり食べ物を「毒」だとイメージしたり、あるいは反対に食べ物を「薬」としてイメージすることはできるのに、食べ物を「食べ物」としてイメージすることは、誰にもできないのです。

　具体的に言いましょう。例えば僕はよくコンビニのスイーツを買って食べるのですが、それを僕は「毒」だとは思っていません。しかし、だからといってそれを「薬」だとも思っていません。何故ならスイーツは「食べ物」だからです。そして次に、僕がコンビニのスイーツを「習慣として」食べているかと問われれば、答えは「ノー」です。何故ならば、それは美味しくないからです。

つまり味には「意識される味」と「意識されない味」の二種類があるということです。これは僕が第一回にお話しした、上部の人間と下部の人間という体の本質を理解すれば、さほど難しいことではないでしょう。つまり意識的な僕は「おいしいもの」を求めて、無意識的な僕は「体にいいもの」を求めているということです。そして「意識されない味」も、それに対して注意深くなれば感じることは可能です。そうすると僕の意識が「おいしい」と思っていたとしても、無意識の僕が拒むので、結果的には「食習慣」からは除外されることになるのです。

そして、そのような判断に複雑な理論は必要ありません。何故ならば、そのために必要なことは、何らかの食品を食べた時の、自分の体験の**質**に向き合うだけでよいのですから。つまり、ここで展開される栄養学というのは、あくまでも「質」の問題であって「量」の問題ではないのです。これが僕が冒頭からずっと述べてきた第二の事柄です。

環境問題やデザイナーのインクの消費量の話も、また体重とカロリーの話も、どちらも「量ではなく質を」ということを示唆しています。何故ならば摂取「量」が意味を持つのは食べ物ではなく、やはり薬だからです。つまり体に良くない食品を指して「毒」だという考えは、食品を「薬」だとみなしているということであり、同様に食品の摂取「量」のみに着目しているのならば、それもやはり食品を「薬」だとみなしているということになるのです。

毒と薬の関係

さて、ここで改めて毒と薬の関係性について考えてみましょう。例えば便秘薬というのは文字通りの「薬」ですが、これを健康な人に投与すると下痢になってしまいます。つまり便秘薬は、その人にとっては「毒」なのです。このように物質そのものの客観的な特性が毒や薬なのではなく、その特性と人体との関係性において、それが毒になったり薬になったりするのです。

そして、もう一つの興味深い観点は、同じ物質で同じ人体であっても、摂取量の違いによってもやはり毒になったり薬になったりする、ということです。これは事柄が専門的になるので詳細な説明は避けますが、或る種の病気に対しては、極めて低い濃度に薄めた毒薬を投与する、という治療法が実際に存在します。つまり「薄い毒」は薬でもあり得るということであり、その反対に睡眠薬の過剰摂取で自殺をする人がいるという事実に着目するならば、明らかに「濃い薬」は毒なのです。

これが前回の最後に、今回話すと予告した「薬の話」です。つまり僕は、何らかの質の悪い食品を「毒」だと見做したり、あるいは食品の摂取量に着目する考え方は、基本的に全て食べ物を薬として見ようとしている、と言いたいのです。「何の害にもならないけれども、かといって何の役に立つ訳でもない」もののことを、日本語では「毒にも薬にもならない」などと表現しますが、確かに食べ物は食べ物であって、毒でも薬でもないのです。

ところが興味深いことにほとんどの現代人は栄養学というものを「食品を薬に変える学問」だと勘違いしてしまっています。だからこそ、このような偏見に対して僕は、栄養学というからには食べ物い、の話をする学問であって、薬の話をするべきではない、ということを第一回のときから再三再四、繰り返して訴えてきたのです。

それでも「医食同源」と言うじゃないか、と仰る方にはまず、ダイヤモンドの付いた婚約指輪をお持ちか訊きたいですね。そしてお持ちの方にお伺いしたいのですが、その給料三ヶ月分の婚約指輪と、僕のこの鉛筆を交換しませんか。何故なら鉛筆の芯の原料である黒鉛は、ダイヤモンドと同じ素材の炭素でできているのですから。

こういう現実に直面して初めて人間は、どうやらダイヤモンドと黒鉛は違うものらしい、ということに気づき始めます。同様に、確かに「源」は「同」じかも知れませんが、明らかに「医」療と「食」事は全く異なる事柄なのです。結局のところ「ダイヤモンドと黒鉛は同じ炭素でできている」という認識は、ただ単に「そういう見方もできる」というだけであって、現実的な体験としては、ダイヤモンドと黒鉛は全く異なるものなのです。

こういった問題を僕は、あの「砂糖は麻薬だ」と教えてくれた人との会話の中で、少しずつ明確に意識するようになりました。この人は僕の地元の知人で医療関係者なのですが、僕は彼から色々と教わりました。例えば沖縄の塩と北海道の塩は全く違うものだ、ということを僕は彼から学んだのです。確かに、海の水は世界中で均一な訳がありませんから、当然といえば当然のことです。しかし実際に様々な塩を取り寄せてみて、食べくらべをしようということは、余程の探究心がないとやらないことです。

しかし、このように「見習うべき点」がたくさんある一方で、僕は彼の全く原理主義的な傾向にいつも閉口させられていました。何故ならば彼は砂糖ではなく、基本的に全ての薬を「毒」だと考えていたからです。

こういった傾向は「民間療法」を実践している多くの医療関係者に見られます。そして、その結果として行き着く結論が興味深いのです。まず全ての薬が「毒」であることには、根拠らしい根拠はありません。それは化学物質だからとか、それは「不自然なもの」だとかあるいは、そもそも人間は薬というものを必要としない、という謎の人間学が背後にあることも考えられるでしょう。いずれにせよ本質的なことは、それは「当然の前提」であって、最初から議論の対象になっていないということです。

医食混同

ところが全ての薬を否定したところで、人間が病気になるという事実は変わりがありません。そこで薬を拒む民間医療の人は「食事を薬にする」という解決策に至ります。つまり病気になったら薬を服用する代わりに、「正しい食事」を始めるのです。あるいは、そもそも病気にならないために——すなわち病気の「予防」として——最初から「正しい食事」をしておくのです。

こういった考え方が、どれだけ現実的な意味を持っているのかについては、ここでは議論しないことにしましょう。というのも僕がここで議論したいのは、こういった考え方をする人が至る「結論」なのです。まずは「薬は毒だ」というという謎の信念から、全ての薬を拒否します。そして病気になった場合は「正しい食事」で対処するか、あるいはずっと「正しい食事」をしているから、その人はそもそも病気にはならないのです。

つまり、こういった考えを持っている人は、すべての病気の原因は、何らかの「間違った食事」の結果だと考えているわけです。そして、この見解がどれだけ正しいのかということについても先ほどと同様、ここでは全く議論しません。何しろ、どんな信念を持つかは、個人の自由なのですから。そして、そういった人は自らの信念に基づいてすべての食事が薬になってしまっているのです。

繰り返しになりますが、出発点は薬の拒否でした。それは別の表現を用いるならば、医療行為そのものに対する拒絶だということになります。しかし、その分だけ情熱は「正しい食事」へと注がれます。それによって、その人が前よりも健康になるのであれば、それは良いことだと思います。しかし、その人は食事そのものを医療行為に変えてしまうことで、食べることそのものを見失ってしまったのです。

これは非常に興味深い事実です。つまり「医療とはなにか」という問題に明確な回答が与えられない者は、食卓を薬の山にしてしまうことで、結果的に「食べるとはなにか」ということもまた同時に見失ってしまうのです。何故なら食べるということは、治療ではないからです。このようにして考えていくならば、確かに医療と食事は遠くでつながっている、とも言えるでしょう（医食同源）。何故なら一方の概念を見失うと、他方の概念も見失うのですから。

そして、すべての医療的な問題の原因は「間違った食事」にあるのだから、必ず何らかの食事療法で治すことができると考えている人は是非、ピストルで胸を撃ち抜かれた人を食事でどうにかできるか考えてみてください。こういった単純な例からも明らかなように、食事療法によって全ての病気が治せると考えている人は単に、「医療」という概念を狭く捉えているだけなのです。そして、この「狭くした医療」を食卓に持ち込むことで、食べ物が薬のような特性を持ったものになってしまいます。そして僕は、このように食事を医療化する実践のことを「医食混同」と呼んでいるのです。

繰り返しになりますが、食べ物は毒でも薬でもありません。そういった意味では、そもそも「食べる」ということに正しいも間違っているもないのです。ところが興味深いことにほとんどの現代人は、自分の食事は多かれ少なかれ「間違っている」と勝手に信じているのです。僕は、この謎の信念が何処から来たのか不思議で仕方がありません。しかし「間違っている」と信じている人は必死に「正しい食事」を求めて、結局のところ医食混同に辿り着くのです。

これは、食に対する「意識の高い人」が陥る罠だと言えます。真面目に「食」の問題に向き合えば向き合うほど、いつの間にか「医」の方へ向かってしまい、結果的に普通の食事をすることを見失ってしまうのです。これまで無意識的に、何気なく行なってきたことを意識すればするほど、上手くいかなくなる。これはスポーツでスランプに陥ったことがある人ならば、誰もが納得できるでしょう。これが今回の、メインテーマなのです。

意図的な誤用

お忘れの方もいらっしゃるかも知れませんが、僕は前回の時点で「一物全体」という謎の思想について簡単に言及しています。そして、この考え方はもともと玄米を食べている人にとっては、ニンジンの葉っぱを食べるか食べないか、という不思議な問題提起をすること以上の意味を持っていません。そして、その前の第一回の時に「地産地消」という問題が議論された背景には「身土不二」[3]という意味不明な思想について考察しようという意図があったのです。

これら一物全体とか身土不二という言葉は元来仏教用語であって、本来は栄養学とは何の関わりもありません。ところが現代では、この間違った「栄養学的用法」の方が有名になってしまって、元来的な意味で使われることの方が珍しくなってしまったのです。僕の乏しい知識によると、この「意図的な誤用」は石塚左玄[4]という明治の思想家にまで遡るそうなのですが、この人物に対するコメントは差し控えたいと思います。何故ならば、僕は未だ彼の著作を読んだことがないからです。

さて皆さまはルドルフ・シュタイナーという人物をご存知でしょうか。何でも彼は二十世紀を代表するドイツの思想家だそうなのですが、僕は比較的若い時期に「シュタイナーはこう言った」みたいな話をする人にたくさん会っているんですね。そして、そのような体験を通して、僕は「シュタイナーは胡散臭い人だ」という結論に達しました。ところが人生というのは奇妙なもので、それから訳あってドイツに行くことになり、そこでシュタイナーの本を読むようにもなったのですが、これがナカナカいいことが書かれているんですよ。

そのような体験から僕は「その後継者によって思想家を判断すべきではない」ということを学びました。仮にお寺のお坊さんが妙な不祥事を起こしても、それによってお釈迦様の教えが疑わしいものになる訳ではありません。そういった意味で僕は、この石塚左玄という方の思想についてコメントするつもりはありません。しかし、これまでに見てきたように、一般に理解されている一物全体とか身土不二という考え方はあまりにも視野の狭いもので、自然を理解する助けには少しもならないのです。

いずれにせよ本質的なことは、食べ物を薬に変えようとしている「意識高い系」の人は、四文字熟語が好きだということです。この「言葉の問題」についても既にお話ししましたよね。日本語というのは何故だか、ワザと難しく言わないと通じないようにできているのです。そして難しい四文字熟語に一度慣れてしまえば、誰でも「分かった気になれる」のです。

さて一物全体という思想が全く稚拙なものであったとしても、どうして日本人が玄米を食べなくなったのかについて考察することは、それなりに価値のあることだと思われます。というのも近代栄養学の観点から見ても、白米に比べて玄米の方が栄養価が高いことは自明であるにもかかわらず、何故だか近代の到来と共に人類は「白い穀物」を食べ始めているからです。

さて土用の丑の日にうなぎを食べる習慣は、讃岐出身の平賀源内がうなぎ屋の広告をプロデュースしたことに端を発していると言われています。そして、この恒例行事には栄養学的な根拠もあって、この季節に不足しがちなビタミン・ミネラル類を、うなぎを食べることで摂取することができるというものです。ところが興味深いことに、この「栄養不足」はそもそも日本人が白米を食べることと関係しているというのです。

お分かりでしょうか皆さま。つまり日本人が従来どおりに玄米を食べ続けてさえいれば、夏バテ対策としてうなぎを食べるという「新しい食習慣」を身に付ける必要さえ無かった、ということなのです。

三木成夫の世界

僕は、こういった奇妙な関係性について、長い間疑問を持ち続けてきました。そして、その疑問に対する「答え」とは言わないまでも、この問題に取り組む時に持つべき方向性が、三木成夫の『胎児の世界――人類の生命記憶』（中公新書）に書かれているように感じました。この著者は香川県出身の解剖学者であり発生学者で、この本の中では全くディレッタント[*5]なヘッケル主義[*6]が展開されていきます。しかし彼の感性は非常に瑞々しく、そこから学ぶことも大いにあるのです。

［・・・］わが家の主食が何の前触れもなく突如として白米から玄米に切り替わった。忘れもしない、ある夕餉のでき事だ。親しい知人から「お乳の出がよくなるから……」と、すすめられたのだという。すでにお腹のなかにはあの娘が宿されていた。

そのときのわたくしは、目の前の玄米よりも、むしろ、お腹の生命に対するそうした母性本能のほうに気をとられていた。「なるほど、それもよかろう」といった感じで、生まれて初めて正規の食事で玄米を口にしたのだが、その第一印象は「ああ、こういう味もあったわけか」と、要するに「うまくも、まずくもない」、なんだか拍子抜けの気持だったのをはっきり覚えている。亭主の意見としては、だから、とくに反対する理由もない。それで事はすんだと思っていた。ところが、この主食の転換を契機として、わが家の〝食の形態〟が一変するのである。まず、牛肉の味がみじめに半減する。豚肉を食べるとオデキができる。鶏肉はどうでもいい。魚はまあなんとか、といった感じ。イカタコ・エビカニの類はまあまあか。これに対して、納豆・豆腐・味噌汁といった大豆の味がにわかに見なおされてくる。そして、ただのゴマが命の綱に見え、店頭のワラビやワカメには後光が射してくる。要するに、副食の嗜好が変わってしまったのである。だから、脂身に縁どられた牛肉片のグラム数に一喜一憂する姿は自然になくなる。かわりに、ワラビのアク抜きの灰を求めて物置の床にはいつくばる姿が出てくる。まったく想像もしなかったことだが、こうしていつしか食卓の周囲も都会風から田舎風に、そのまなざしも肉食獣から草食獣のそれに変わってしまう。」

つまり玄米という主食が、おかずを決める主導権を持ち、それは伝統的な日本食しか許容しないということなのです。それに対して白米は、自分からおかずを要求することはありません。つまり日本人の主食が玄米から白米に代わったことで、自分の食生活を或る程度自分で制御する責任が生じたということなのです。

念の為に言っておきますが、ここで三木氏が述べていることに僕は全く実感が持てません。しかし、それは充分に「考えられること」なのです。食に対する興味が、人間に対する興味と関係しているというのはよく言われることです。つまり、好き嫌いなく何でも食べられる人は、様々な人とうまくやっていくだけの対応力を持っているということです。こういった考えはあまり飛躍するべきではありませんが、全く特定の物しか口にしない人が、極めて狭い交友関係しか持っていない、というのは容易に想像がつくことではないでしょうか。

玄米の信奉者

つまり僕は、ここでもやはり「食べることとは単に栄養補給ではない」ということを訴えたいのです。純粋に栄養学的に見るならば、玄米から白米への移行は或る種の「喪失」だと言えるでしょう。しかし、そうすることで日本人が手に入れたものもあるのではないでしょうか。

僕は、これまで色々な「玄米の信奉者」と栄養学的な討論をしてきました。そして僕はしばしば、彼らの視野の狭さに驚かされました。極論するならば、彼らにとって白い米は食べてはならないものであり、また白い砂糖や白い牛乳などはもはや「毒」なのです。これは、そういう考えを持つ人に出会われたことのある方ならば、きっと納得していただけると思います。何故だか彼らは四文字熟語が大好きで、白い食べ物を理由も無く憎んでいるのです。彼らはあたかも、人間は生まれながらにして「食べるべきもの」が決まっていて、それ以外の物を食べることは人体に対する「罪」であるかのような、実に偏狭な世界観を持っているのです。

誤解のないように念押ししておきますが僕は、こういった偏った思想形成が、玄米を食べていることで形成されている、と主張するつもりは一切ありません。そうではなく柔軟性のない精神生活と、柔軟性のない食生活の間には、少なからぬ相関関係があると言いたいのです。ですからあたかも背骨がないような不安定な内面生活を営んでいる人は、メディアの情報に流されて、全く「芯の通っていない」食生活を送りがちなのです。

ちなみに僕も家では玄米しか食べませんが、そこには如何なる栄養学的な根拠も、また怪しげな世界観・人間感も存在しません。というのも僕は両親と同居しているから、両親の食生活に合わせているだけなのです。そして三木氏の言うような、伝統的な日本食への憧れは僕の中では生まれず、玄米に変えたことによる食習慣の変化もありませんでした。

玄米にしたことの唯一の問題は、市販のカレーのルーが合わない、ということぐらいでしょうか。何故なら市販のものは基本的に白米に合うように作られていますから、玄米にかけるには少し「弱い」のです。玄米で美味しいお寿司を作るのも大変ですが、これは年に一度もないくらいのことですからほとんど気になりませんし、そういう時には精米する、という選択肢もあります。あと他に玄米に変えて困っていることといえば、炊飯時間が長いことくらいでしょうか。以上が平賀源内と三木成夫に続いて、香川県出身の僕が玄米について言えることです。

林修方式の栄養学

そろそろ、今日の話も終わりにしなければなりません。私たちは喉が渇いた時に水を飲みますが、その時に私たちは「どのくらいの水を飲めばよいのか」という疑問を持つことはありません。何故なら体が必要としている水分を摂取した時点で、もう水を飲みたくなくなるからです。

ところが同じことは、咳止めシロップに関しては言えません。もし私たちが咳止めシロップを「咳が止まるまで」飲み続けなければならないのであれば、シロップの瓶はすぐに空になってしまうでしょう。ところが今度は反対に、シロップを「もう欲しいと思わなくなるまで」飲むのが正しい服用方法ならば、一滴も飲みたくない人もいるかも知れないのです。

つまり「どれだけ水を飲めばよいか」は自分の体に聴けばよいのに対して、「どれだけ咳止めシロップを飲むべきなのか」は箱に書かれている、ということなのです。そして、これが薬と食べ物の本質的な違いです。私たちは「薬に対する感覚」というものを持っていないからこそ、箱書きをよく読んで、キャップで計って咳止めシロップを飲むのです。そして、これがカロリーという全く無意味な考え方に対して与えられる、人間的に「真っ当な」回答です。

つまり食べ物を薬と見做さないのであれば、自分が「どれだけ食事を摂るべきか」という問題の回答は栄養学の本にではなく、自分の満腹感に探し求めるべきだということです。繰り返しになりますが、薬の服用量はきちんと箱書きを読んでください。しかし、自分がどれだけの量の食事を摂取するべきなのかは、如何なる箱にも書かれていないのです。もちろん、それはデニーズのメニューにも書かれていないのです。

どうして、こんなに当たり前のことを誰も訴えないのか、不思議で仕方がありません。どんなに無意味なカロリーに関する知識を身に付けたとしても、結局のところ私たちは空腹になったら何かを食べ始めて、満腹になったら食べることを止めているのです。ところがおそらく近代になって、この空腹と満腹の感覚が何故だか少しだけ精度を落としたのです。その理由が何処にあるのか、ここで問題にするつもりはありません。

ここで僕が皆さまに言いたい提案は、この空腹と満腹に対する感覚の、精度を上げることはできませんか、ということなのです。何故なら僕が知る限り、栄養の専門家ではない人のカロリーに関する知識は「適切な量の食事を摂取する」ということに、全く何の役にも立っていないからです。

　だからこそ僕は栄養学講座をする度に、参加者の皆さまに食品に対する感受性を高めていきませんかと再三再四訴えているのです。そして、その為に小賢しい知識は全く必要ありません。それは、この後の昼食から始められます。だからこそ、これを僕は「林修方式の栄養学」と呼んでいるのです。

　カロリーという概念が底抜けに馬鹿げている理由は、それが栄養素の「量」しか表していないという点にあります。そして既に述べたように、この「量」の問題は林修先生[*7]が解決してくれるのです。

　そして食品の摂取「量」よりも高度な栄養学的問題を抱えている人は、栄養学の勉強をする前に、まずお医者さんにかかってください。実際、アレルギーや糖尿病のように、医師による指導を必要とする病気はたくさんあります。そして痩せたいなら、少しお金はかかりますが結果にコミットしてください。

　お分かりでしょうか皆さま。つまり林修先生が解決できることも、お医者様が解決できることも、そしてライザップが解決できることもまた、僕にとっては本来の栄養学の問題ではないのです。そして次回のテーマこそが、本来の栄養学の領域ということになります。そして、これが今回の栄養学講座の最後のテーマなのです。

4

エゴイズムの栄養学を超える

*

マグノリア・アグリ・キャンパス

2019年2月24日(日)

福島鏡石

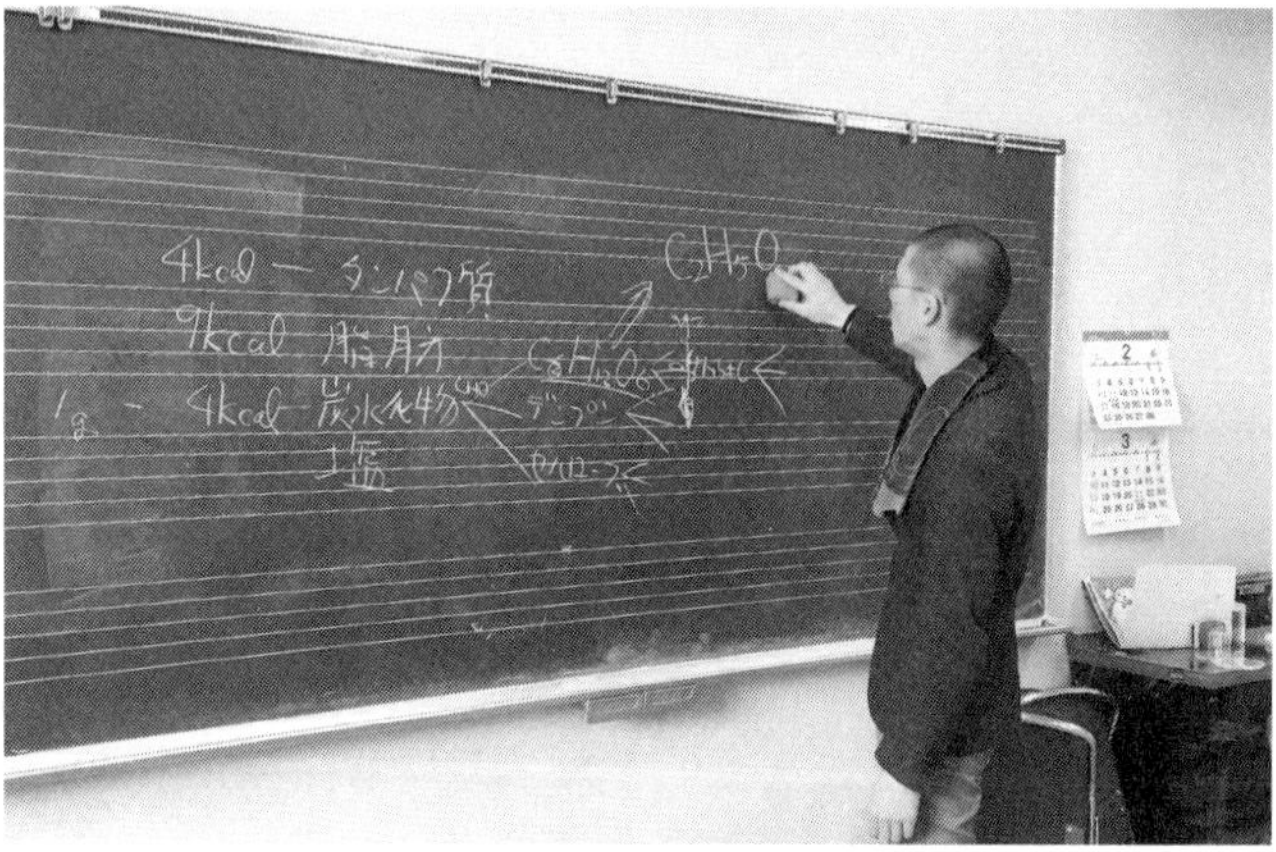

本日の講座は音楽教室にて

さて今日は、これまでシリーズでやってきた栄養学講座も最終回ということで、それなりに「感動のラスト」を迎えられるのか、僕もいささか心配なのですが、いつも通りはじめましょう。

根菜は体を暖めるのか？

これまで僕は、色んなところで何回も栄養学講座を行ってきたのですが、その時に参加者の皆さまに必ず訊く質問があります。それは「根菜は体を暖める」という話を、何処かで聞いたことはありますかという質問なのですが、この質問にはほとんどの人が「はい」と答えてくれます。それでは次に「はい」と答えてくれた人に質問なのですが、「根菜は体を暖める」ということを実感したことはありますかと、問うと、ほとんどの人からは「いいえ」という答えが返って来るのです。

この時点で、少し「妙だ」と思いませんか。仮に唐辛子は辛いということを「聞いたこと」があるのかという質問と、それに対して「実感」があるのかという質問をすればおそらく、同じ割合の人が「はい」と答えると思うのです。つまり、この「根菜は体を暖める」という見解には、それなりに疑問を差し挟む余地があるということです。

だからこそ僕は、この根菜は体を暖めるという事柄に「実感がある」という方を常に探していて、そして見つかると色々と訊いてみる訳です。そして実際、必ず一人か二人は勇気を持って「私はあります」と答えてくれる人がいるのです。そうすると僕は、その人に尋ねる訳です。「どこで、それを実感されますか」と。この質問に対する回答は大体、何処でも共通していて「おでんの大根を食べた時に」となります。

しかし、おでんはそもそも温かい料理ですから、これは適切な事例とは言えません。僕は温かい味噌汁を食べた時に、根菜が入っていなくても体が暖まると思うので、おでんの大根を食べて体が暖まるという話は、単純におでんが温かいからではないでしょうか。そうなってくると分かりやすいのは、夏にキンキンに冷やしたニンジンサラダを食べて、体が火照って仕方がなかった、という事実があれば助かるのですが、そういった経験をおもちの方には今のところ未だ出会っていないのです。

さて話はまだ続いて、根菜は体を暖めると主張する人は、確かに夏にニンジンを食べて暑くなったことはないが、でも冬には根菜を食べますよね、と返してくるのです。そうすると「僕は冬にアイスクリームを食べるのですが、その理屈だとアイスクリームも体を暖めるんですか」と問う訳です。これに対する答えは「でもショウガは体を暖めますよね」となるので、僕は「ショウガって、そもそも根菜ですか」と返すのです。

ご存知のない方のために念の為に言っておくならば、私たちが「ショウガ」として食べているのは地下茎といって、土に埋まった太い茎であって根ではありません。まあジャガイモも、これと似たようなものですよね。本当の根っこは、その横から生えて来るヒョロヒョロとしたものです。そうすると「土の上と下ではエネルギーが違いまして、土の中で育ったものは体を暖めるんです」という、また新しいことを教えてくれるのです。すると僕は「それじゃあ雪山で遭難した時に、山小屋に一俵の玄米と一俵の稲の根っこが保管されていたら、あなたはどちらをたべますか」と。

そうすると返ってくる反応は「でも冬に取れる野菜は体を暖めるんですよ」なので、僕は新ショウガの旬は夏ですよ。まあ根ショウガならば、秋口が旬ですが」と答えます。それでも話は続いて「北の方で取れる野菜は体を暖めるんですよ」と言うのですが、ショウガの原産は熱帯アジアと言われているんです。そして国産のショウガの四割は高知県産で、僕のイメージでは高知は「南国」なのです。

ワサビ

どうでしょうか皆さま、非常に面白いやり取りだとは思いませんか。最初は「根菜」が体を暖めるのか否か、という問題設定だったと思ったのですが、いつの間にか「冬に何を食べるか」に変わって、更に「土の上と下」になって、最後は「冬に取れる野菜と夏に取れる野菜」と「北と南」になっていましたよね。そして興味深いのは、この謎の「法則性」に一致する「典型的な例」と呼べるものが、ひとつも存在しないということなのです。

例えば僕は第二回の時に「熟れると赤くなる」という小学生に教えるような法則性についてお話しましたが、この法則性の場合はリンゴやトマトなどの典型的な「赤い食べ物」によって「法則性を代弁させる」ことが可能です。言うまでもなく、この法則性だけでは「どうして赤いナンテンの実が食べられないのか」という問題は解決できません。しかし、こういった考え方によって植物の成長と人間の消化と、そして調理というものを、同じ「燃える」というプロセスとして扱うことができるのです。

そういった意味で僕は独自に、この謎の「体を暖める法則」に当てはまる野菜について色々と考えた結果、差し当たりワサビという結論に達しました。というのもワサビは単に土の下で育つだけではなく、明確に根菜です。そして出荷量の多い産地はあまり「北」ではないけれども涼しい長野と、明らかに北の方にある岩手が一位と二位になっています。そして旬が十一月から翌年二月と、確かに冬に取れる野菜なのです。しかし、これだけ法則性に一致しているにも関わらず、僕の感覚ではワサビは明確に体を冷やします。そして大根も、少なくとも生で食べる限りはワサビと同様に明確に涼しい印象があるのです。

　ですから僕は冬に蕎麦を食べるときには、ワサビを入れないようにしています。そうしないと、そば湯の楽しみが半減してしまうからです。そうしたら夏の暑い時にワサビをたっぷり入れて蕎麦を食べればいいじゃないか、と思われるかも知れませんが、ワサビの持っている「涼しさの質」というのは、夏に求められる涼しさの質とは全く違うんですね。それで結局、ワサビというのは刺身にしか使えない、というのが僕の結論です。それと僕は葉ワサビのおひたしは感動的に美味しいと思っているのですが、お酒を飲まない僕には豚に真珠ですよね。

　さてワサビはともかくとして「ショウガが体を暖める」というのは、分からなくもない話です。しかし辛いもので体が暖まるというのであれば、そこにシナモン[*1]を入れてあげないと不公平な気がします。僕はシナモンの収穫時期が夏なのか冬なのかは知りませんが、それが熱帯で栽培される植物であり、また使われているのは根っこではなく樹皮であることは知っています。と言うかそもそも英語で「辛い」が「ホット」なのですから「ショウガは体を暖める」というのは「砂糖は甘い」と言っているようなものですよね。あるいは仮に土の上と下とでエネルギーが違うというのであれば、落花生は他のナッツ類に比べて、より体を暖めるのでしょうか。

まあ、こういった些細な印象の違いだけでも何時間でも取り留めもなくお話はできるのですが一通り考えた結果、明確に「体を暖める」と言える野菜は存在しない、というのが僕の結論です。そして反対に、体を冷さないまでも多かれ少なかれ「涼しい」印象のある野菜ならば少なからず思い浮かびます。しかし、それはあくまでも生で食べた場合の印象であって、加熱調理するとそういった印象はほとんどなくなってしまいます。

いずれにせよ「根菜は体を暖める」という謎の法則性は、僕にとっては納得のゆくものではなかったし、また誰も僕に納得のゆく説明をしてくれなかったので、仕方がないのでネットで調べてみたんですね。そうすると出てきた納得のゆく根拠が「根菜は加熱して食べるものだから、それを食べると体が暖まる」というものでした。僕は最初に「温かいお味噌汁を食べると体が暖まる」と言いましたよね。これと全く同じで、結局のところ、問題だったのは根菜かどうかではなくて、単純に料理が温かいかどうかだったのです。

ムーディー現象

さて、ここからが今日の本題です。僕は決して「根菜は体を暖める」という考え方が、間違っていると主張するつもりは毛頭ありません。何しろそれは、ひょっとしたら何かしらの「深い認識」なのかも知れませんから。しかし少なくとも僕は、この「深い認識」を自分で確認した人には今のところ一人も出会っていないのです。それなのに多くの人は、この「誰も実感を持っていない知識」について、少なくとも「知っている」のです。
どうして誰も実感していない事柄が、誰もが知ることになってしまったのでしょうか。この問題に関して僕なりに考えた結果、それは「誰かから聞いたから」という説明が、おそらく最も現実に合っているだろうという結論に達しました。つまり誰も実感を持ってはいないのだけれども、誰かから聞いたから取り敢えず誰かに言いたくなってしまったのです。そして、この様な形で得られた知識のことを、専門用語で「ムーディー勝山的知識[*2]」と呼ぶのです。

例えば僕は前回「砂糖は麻薬と同じだ」という人が、実際のところは少しも「砂糖は麻薬と同じだ」とは考えていない、というお話をしました。これと同様に「根菜は体を暖める」と言う人は、本当のところは少しも「根菜は体を暖める」などとは思っていないのです。そして、こういう何も思っていない人に、例えば僕のような人が「それは、どういう意味ですか」と問うと、少しも満足のゆく答えが返って来ません。これが、かの有名な「ムーディー現象」の背景なのです。

ここで僕は、ムーディーさんの是非について議論するつもりはありません。科学的な認識を得たいのであれば、一時的にではあってもムーディーさんにはご退席を願わなければなりません。これは別の言葉で言うならば、確認できない事柄は学問的領域に持ち込むべきではない、ということです。

それならば何が確認できる事柄なのかと言えば、二つしかありません。それは「自分の経験」と「学問的概念」です。例えば「塩がしょっぱい」という事柄は、誰もが自分で確認することができます。ですから仮に誰かが「塩は甘い」という学術論文を書いたとしても、それが本当に正しいか否かは、キッチンに行って実際に塩を舐めてみれば明らかになるのです。そして実際に舐めてみてしょっぱければ、この論文は間違っていたのだ、という結論を引き出すことができます。つまり誰もが、「自分の経験」を信じているということです。

これに対して「科学的概念」というのは少し複雑です。確かに科学的概念もまた、それを考えた人の「経験」に基づいています。しかし、それは例えば「黒鉛とダイヤモンドは同じ炭素でできている」という認識のように、必ずしも実感を持って体験されるとは限らないのです。しかし科学的概念というのは、必ず考えることができます。それは体験されないからこそ、「信じるべきもの」と言うよりは、むしろ「疑うべきもの」なのです。

このように自らの経験と学問的概念のみによって世界を理解しようという姿勢を「反ムーディー主義」と言います。そして、この栄養学講座は一貫して、この反ムーディー主義を貫いてきたのですが、これまでの三回は基本的に前者、すなわち味覚の体験に基づいた栄養学を構築してきました。しかし今回は、これまでにやってきたことの反対のことをやろうと思っています。それはつまり味覚からではなく、科学的な概念から栄養学を構築してみようということです。

栄養と熱

そうすると食べ物とは、結局のところカロリーだということになります。これまで僕は一貫してカロリーというものを、全く何の価値も無い考え方として扱ってきました。何故ならホカホカの美味しいご飯も、カチカチの不味い冷や飯も、カロリーという観点から見れば全く同じものだからです。こういった一例からも明らかなように、カロリーという概念は現実の一部しか表していません。しかし、それが科学的概念である以上、それは確かにそう考えることもできるのです。

そして「カロリーとは何か」と調べてみると、それは「熱量」であると科学辞典には書かれています。そして中学生程度の化学の知識を持っている人ならば、この時点で既に混乱してしまいます。何故ならばフロギストン説は、ラヴォアジエ[3]やプリーストリー[4]らの功績によって、もうとっくに否定されているはずだからです。ご存知のない方に説明しておくと、十八世紀の化学者は「燃える」という現象を、燃素（フロギストン）という仮定の物質によって説明していました。しかし現代では「燃える」という過程を、物質の酸化として理解しています。つまり酸素の発見が、間接的にフロギストン説を退けたのです。

ところが興味深いことにカロリーという概念は二十一世紀の現代においても、食べ物の中にカロリーという名の「熱」が存在していることを認めています。そして、この「熱」が存在しているということは、食品を実際に燃やして確認されるのです。そこで、お手元のカレーライスの上にガソリンをかけてみましょう。何しろガソリンは、燃えますからね。しかし、これでカロリーは増えたのでしょうか。増えていないのです。

確かにガソリンは燃えますが、少し臭いですよね。ですから、いい匂いのするオガクズをかけてみましょう。これはヒノキの製材工場でもらってきたものですから、本当にいい香りがします。どうですか、これでカロリーは増えたでしょうか。これもやはり、増えていないのです。念のために言っておきますと、オガクズもまた火を点ければ燃えます。つまりオガクズは可燃性の物質であり、これは明らかに「カロリー」を有しているのです。

　こういった事柄を例に僕が言いたいことは、栄養学におけるカロリーというのは、単純に「その物質が有している熱量」ではないということです。そして、その理由が**栄養素**なのです。つまりカレーにガソリンをかけても、オガクズをまぶしても栄養学的な意味でのカロリーが増えないのは、それらには栄養素が含まれていないからです。この事実を全く普通の日本語で表現してみましょう：ガソリンもオガクズも、どちらも食べ物ではないのです。

　そして栄養素の特徴は、それが「生体の中で燃える」ということです。つまりガソリンやオガクズは無機的には燃えますが、有機的には燃えないのです。そして有機的に燃やした場合に熱を発生させるから、私たちは食べ物の中にカロリー（熱量）が含まれていると考えている訳です。

　これは僕が、いつも不思議に思っていることです。十八世紀末に「克服された」はずの科学的迷信を、現代人は全く疑うことなく信じているのです。あるいは私たちは高校の生物の授業で、生物を「有機的な機械」として学びます。何故なら現代科学は生命というものを、ＤＮＡの塩基配列に従って自己複製を繰り返す「複雑な有機物」としか理解していないからです。ところが厚生労働大臣が「女性は子どもを産む機械」と表現することは何故だか問題なのです。あるいはダーウィン主義は「自然は弱肉強食の世界だ」と言うのに、経済の世界で「一人勝ち」をする大富豪は非難されるのです。

小学生レベルの栄養素のお話

さて話を元に戻して、人間の中で「生物学的な燃焼」をする物質はわずか三種類しかありません。つまり、この世界で栄養学的な意味でのカロリーを有している物質は、三種類しかないのです。

それが**炭水化物**と**脂肪**と**タンパク質**なのです。そして結局のところ現代栄養学の中心にあるのは、これら三種の栄養素の物質的な特性と、それらの生体内での働きに関する研究なのです。ですから通常の栄養学の教科書には、このことが最初の頁に書かれていることでしょう。しかし私たちは、ここまで来るのにもう三回もの時間を使ってしまいましたし、もう今回が最終回なのです。そして僕が、どうしてこの様な構成にしたのかという理由は前回のカロリーの話を思い出していただければ明らかだと思うのです。つまりほとんどの現代人は、現代科学の基礎概念を適切に扱える程度の教養を身に付けてはいないのです。

これは僕が、こういう講座を各地でしていて常に驚かされていることです。信じられないかも知れませんが、ほとんどの人は――少なくとも文部科学省の基準から言えば――小学校や中学校で既に学んでいるべき基礎的な概念を、全く理解していないのです。これが僕の講座を理解するのに、高校生レベルの知識しか必要ない理由です。そして大学レベルの話が一切無いのは、僕が高卒であることと関係しています。

と言うことで心苦しくはありますが、これから僕は暫くの間、小学生レベルの栄養素に関するお話をしますので、我慢してお付き合いください。

まず炭水化物が何に含まれているかは、皆さまもご存知でしょう。例えばご飯やパン、あるいはジャガイモや豆類などに炭水化物が豊富に含まれていますね。そして炭水化物の代表的なものがデンプンなのですが、デンプンは分解されると糖になる、ということは皆さまご存知だと思います。口の中でご飯を噛んでいると、それが少しずつ甘くなってくるという体験から、そのことを私たちは実感することができます。これはアミラーゼという唾液中に含まれる消化酵素の働きによるのですが、このことを私たちは小学校で習いましたね。

デンプンとは違い食物繊維は、消化することができない、という話も皆さまは何処かで耳にされたことがあると思います。そして現代栄養学によると食物繊維というのは、消化されないからこそ意味があるそうなのです。これは非常に興味深い観点だと言えます。何故なら私たちは「食べる」ということは、何かを「消化して吸収する」ということだと考えているからです。ところが、この食物繊維と呼ばれているものは体に入るだけ入って、何も変化せずに体から出て来るのです。なんだか呼吸の時の窒素みたいですね。

そして生化学は、デンプンと食物繊維が「基本的には」同じものだということを教えてくれます。何故なら、どちらも糖が鎖状につながったものだからです。例えば、こういう風にイメージしてみてください。広辞苑を買ってきて、ライターで火を点けてもなかなか燃えません。しかし、そこから何枚か頁を破ってクシャクシャにまるめると、すぐに火が点いて燃えてなくなります。

どちらも同じ紙でできていますが、広辞苑は燃えないけれども紙クズはよく燃えるのです。同様にデンプンも食物繊維もどちらも糖でできていますが、前者は燃えやすいのに対して後者は燃えにくいのです。そして「燃える」という表現が、消化を表しているということは皆さまもお分かりだと思います。つまりデンプンは消化されて糖になるけれども、食物繊維は消化されないので糖にもならないのです。

若者の理科離れ

こうして私たちは炭水化物の、三つの典型的な姿を知ることができました。まず、その中心には炭水化物の代表であるデンプンがあり、これが私たちがご飯やパンやジャガイモを食べる時に「栄養」として摂取しているものです。そして、このデンプンが「燃える」と糖に変化します。これは人間が食べたから「消化された」と言うこともできますし、あるいは成長という燃焼過程において、糖を形成して蓄える植物も存在します。まあサトウキビなどが、その代表でしょうか。

そして今度は反対にデンプンが燃えにくくなると、食物繊維になります。それは先ほどの広辞苑のような、「燃えない塊」と理解することもできるでしょう。そして、この食物繊維は食べても消化されないことから食べても何の役にも立たないものと考えられていたのですが、近年ではその有用性が確認されるようになってきました。

さて食物繊維というのは、その大半がセルロースからできています。そして、このセルロースを薄く漉くと紙になります。そしてヤギはセルラーゼという消化酵素を持っているからこそ、このセルロースを消化することができるのです。これが黒ヤギさんが、白ヤギさんから届いたお手紙を主食としている理由です。

そしてセルロースはデンプンではないので、ヨウ素液を垂らしても変色しません——というのが教科書的な回答でしょう。しかし実際は、紙にヨウ素液を垂らすと変色するのです。その理由はいたってシンプルで、ほとんどの紙には「のり」としてデンプンが使われているからです。

僕は小学校の理科の授業の時に、この事実に気がつきました。というのもジャガイモやパンなどに垂らしている中で、間違って「理科の学習」というワークブックの上にもヨウ素液を落としてしまったからです。その結果、紙には綺麗な菫色の丸い染みができました。何故ならば、紙にはデンプンが含まれているからです。そして、この「理科の学習」というのは自分で書き込みをする形式の教科書なのですが、「次の内でヨウ素液が変色するものには○を、変色しないものには×を付けなさい」という問題で僕は、紙の欄に×を付けなければなりませんでした。何故ならば、紙はセルロースからできているからです。

こういうくだらない教育をやっていると「若者の理科離れ」が深刻になるのも当然だと言えます。何故なら理科の時間では自分の感覚よりも、教科書に書かれてあることを優先しなければならないからです。そして自分の感覚を否定し続けて育った成れの果てが、カロリーにしか興味のない最低の人間なのです。あるいは自分の感覚は全く信じていないけれども、ＤＮＡの存在を信じている人もいるかも知れませんね。

いずれにせよ興味深いことは、和紙は主にセルロースだけからできていますが、洋紙は繊維が短いのでデンプンが混ぜられている場合が多いということです。そうすると糖を混ぜた紙も存在しないか、という疑問が生じませんか。そして、それは実際に存在します。もうすっかり定着してしまった、花粉症の人には欠かせない「保湿ティッシュ」です。このティッシュには保湿成分としてグリセリンとソルビトールが塗られていて、後者は糖の一種なのです。このソルビトールは甘味料として食品添加物としても用いられているものですから、保湿ティッシュを舐めるとわずかに甘いのです。

さてアオイ科ワタ属の「ワタ」という多年草の植物がありまして、この種子は毛状の繊維で覆われています。この「木綿」と呼ばれる繊維は伸びにくくて丈夫で、吸湿性があって肌触りもよいので衣料に用いられています。そして、この木綿はおよそ九割がセルロースからできているのです。

タンパク質の実力

でも木綿の下着のことよりも、ウールのセーターの話のほうに興味がある、という方もいらっしゃるでしょう。但し、そこで注意していただきたいのは、羊毛は炭水化物ではなくタンパク質だということです。

おそらく皆さまは「タンパク質」と聞くと、牛肉や豚肉などの「肉の主成分」というイメージを持ってらっしゃるのではないでしょうか。しかし実際には、人間を含めた動物は、基本的に「タンパク質でできている」と言っても過言ではないのです。まず筋肉はアクチンやミオシンと呼ばれるタンパク質からできていますし、骨もタンパク質でできていると言えます。おそらく皆さまは、骨がカルシウムでできているとお考えでしょうけれど、カルシウムなどのミネラルを結びつけているのは、網の目状のコラーゲンというタンパク質の繊維なのです。これはコンクリートを使って丈夫な建物を作るには、大量の鉄筋が必要であることと似ています。——と姉歯建築士[*5]に、お伝えください。そして体をつくるタンパク質の実に三分の一は、コラーゲンなのです。

そして羊毛がタンパク質なのですから、髪の毛や皮膚がタンパク質だと聞いても誰も驚かないでしょう。そして人の爪はケラチンというタンパク質でできていますから、鶏の嘴や牛の角なんかもケラチンでできていますね。他にも内臓や血液もタンパク質でできています。要するに生化学というのは、基本的にタンパク質の研究なのです。

そして栄養素という観点から見るならば、肉や魚、卵や豆、そして乳製品などがタンパク質が多く含まれている食物の代表格です。タンパク質は分解していくとアミノ酸という非常に小さな単位まで分解することができるのですが、この集まりが五十以下を「ペプチド」そして五十以上のアミノ酸の集合体を「タンパク質」と呼びます。これは炭水化物における糖、デンプン、食物繊維という関係性に似ています。

そして羊毛に加えて、タンパク質でできた繊維の代表は、何と言っても絹でしょう。絹はフィブロインというタンパク質からできていて、繊維の断面が三角形であることから、あの怪しい光を放っています。そして絹の特徴的なところは、あの涼しい印象にもかかわらず、それを着て「冷たい」と感じることはないということです。そうすると夏に着たら暑いのかと言うと、夏の絹は何故だか涼しいのです。このようにして見ていくだけでも、木綿と絹の衣料繊維としての「実力差」は一目瞭然です。

そして、これに加えて絹の素晴らしさは、美しく染まることにあります。実は僕も中学生か高校生の時に草木染めにハマっていたことがありました。でも学生の「財力」には限りがありまして、染料はすぐに手に入っても染める布の方は簡単には手に入らないのです。それで結局、木綿製の自分の下着を無駄に染めるという、結論に達します。しかし、ご自分でもやられてみた方はご存知だとは思うのですが、木綿の生地はあまり上手く染まらないのです。

その打開策として一般に行われていることは、二倍に薄めた牛乳に漬けることです。こうして炭水化物である木綿のシャツが、少しだけタンパク質っぽくなるのです。こういった考察からも明らかなように、どうやら「色彩」というものは、タンパク質との関係性が強いみたいですね。そして衣料用には使いませんが、タンパク質でできた繊維の代表格は蜘蛛の糸です。これは工学系の人にしか興味のない話かも知れませんが、太さが同じだったならば蜘蛛の糸の強度は鉄鋼の実に四倍もあるそうなのです。つまり蜘蛛の糸に注目しているのは、芥川龍之介[*6]とスタン・リー[*7]だけではないということです。

天然の樹脂

さて炭水化物でできた繊維と、タンパク質でできた繊維があるならば、脂肪でできた繊維は存在するのでしょうか。この疑問に答えるためには、少しだけ科学的な知識を必要とします。まず脂肪というのは、グリセリンと脂肪酸からできています。そして、この二つは「エステル結合」[*8]しているのです。さて繊維に詳しいお方は、これで少しピンと着たのではないでしょうか。そうです。私たちは毎日、ポリエステルでできたワイシャツにネクタイを締めて会社に出勤しているのです。

つまり「脂肪でできた繊維」という疑問は「合成繊維」についての話へと発展してくのです。そして周知のように、合成繊維というのは石油化学製品です。そうなのです。石油からできたものというのは、基本的に全て「油」なのです。それはちょっと飛躍し過ぎじゃないか、と感じられる方もいらっしゃるかも知れませんが、まあ落ち着いて聞いてください。

そもそも人類は脂肪というものを、動物の肉についているものと、オリーブオイルのように植物の実を絞ったものしか知らなかったはずなのです。ところが最近になって、地面の下から油のようなベトベトして臭いものが出てくるようになったので、これに取り敢えず「石油」と名付けたのです。そして、このような名称は「感覚的に」付けられたものであって科学的な根拠がある訳ではありません。しかし、その物質の特性を感覚的にイメージするためには、そういった名称は決して軽視するべきではないのです。

そして実際、プラスチックも正式には「合成樹脂」と呼ばれています。つまり、それは「石油で作った樹脂」ということなのです。少し信じられないかも知れませんが、結局のところプラスチックというのは「固まった油」なのです。そして、この事実を「証明」する簡単な実験があります。まずはピザハットで大きめピザを注文してもらって、普通に完食します。

すると両手がチーズの油でベトベトになっていると思うのですが、それをコンビニのレジ袋で拭いてみてください。きっとティッシュで拭くよりもよく取れますよ。あるいはプラスチック製のタッパーに油物を入れて、洗うのに難儀したという人も、これと同じことを体験しています。つまり油とプラスチックは、やたらと相性が良いのです。

例えばプラスチック製のストローが環境に良くないだとか、あるいは石油製品を燃やしたらダイオキシンが出るだとか、私たちはそういう否定的なイメージばかりを受けとっています。ところが、私たちは「プラスチックとはなにか」という疑問を持ったことは一度もないのです。そして少し調べてみると明らかなのですが、そもそも「プラスチック」というのは何らかの形に成形されたものを指す言葉であって、その原料が「合成樹脂」なのです。

それが人工的なものなのだとするならば、天然の樹脂は何かと問われると、それが例えば松脂《まつやに》です。僕は学生時代ハンドボール部でしたので、松脂が何かをよく知っているのですが、これはスポーツをしていない人にはあまり馴染みが無いかも知れません。甲子園の中継なんかで、投手がボールを投げる前に白い小袋を持ってパフパフしているのがロジンバッグですね。僕が若い頃は「ロージンバッグ」と言っていたと思うのですが、今では「ロジン」と言うみたいですね。そして、このロジンが松脂なのです。

あるいは他に天然樹脂の代表としてば天然ゴムもありますが、やはり私たちは漆を忘れてはなりません。漆は本当に奇妙な物質で、これだけで一冊の本が書けるくらいです。ですから、もし時間があるなら今度、漆の話だけをしましょう。

アルコール〜ペット・ボトル

さて樹脂は水には溶けにくいのですが、アルコールには溶けやすいという性質を持っています。ここで「アルコール」という新たな概念が出てきたのですが、これがまた非常に複雑なのです。おそらく皆さまはアルコールと聞いて「お酒やビールに入ってるアレでしょ」と思われるかも知れませんが、それは正確にはエタノール（酒精）なのです。そしてエタノールは「アルコールの一種」ということができますので、アルコールというのは実に幅広い概念なのです。

そこで科学辞典を調べてみるとアルコールとは「炭化水素の水素原子をヒドロキシ基（-OH）に置換した物質の総称」と書かれていますが、これでは何のことかサッパリ分かりません。そこで、もう少し具体的に見てみましょう。まず一口に「アルコール」と言っても、色々と種類があるので、それをさしあたり分類する必要があります。まず、分かりやすいのは炭素数の多い少ないで分類するもので、炭素数が少ないものを低級アルコール、反対に多いものが高級アルコールと呼ばれています。そして低級アルコールは無色の液体であり、高級アルコールは蝋状の固体になります。

そして、これとは別に結合しているヒドロキシ基の数が二個の場合は二価アルコール、三個の場合は三価アルコールという呼び方があります。また、これとは別に第一級アルコール、第二級アルコール、第三級アルコールなどという区別があり、ここでは更に複雑な定義があります。例えばヒドロキシ基を酸化すると第一級アルコールはアルデヒドになるのですが、この言葉に聞き覚えがある方も少なくないと思います。

このようにアルコールは分類法だけでも複数存在するのですが、話を先に進めましょう。先ほど述べた二価アルコールは一般にグリコールと呼ばれており、そして三価アルコールで代表的なものにグリセリンがあるのです。さて、ここで記憶力の良い方はピンと来られたと思います。何故なら僕は先ほど「脂肪とは脂肪酸とグリセリンからできている」と述べたからです。そして更に言うと、グリセリンは保湿ティッシュのときにも既に登場しています。つまり脂肪というのは、アルコールと酸の化合物なのです。

そして、こういった基礎的な概念の説明が終われば、僕が先程言った「ポリエステルは油だ」という表現も、もう少し正確にすることができます。実は「ポリエステル」という言葉も先ほど述べた「化学におけるアルコール」と同様、かなり一般的な概念なのです。ですからポリエステルというものもたくさんあるのですが、その中でも最も多く生産されているものがテレフタル酸とエチレングリコールから製造されるポリエチレンテレフタラートなのです。

この奇妙キテレツな名前の物質を「PET」と表記すれば、皆さまお分かりになると思います。そうなのです。これがペットボトルの「ペット」なのです。ですから「ペットはポリエステルの代表」ということになり、衣料繊維としてのポリエステルというのは、基本的にポリエチレンテレフタラートなのです。

さて少し遡って高級アルコールは「蝋」状の固体になると述べられていましたよね。つまり炭素数が増えて「重く」なることで、アルコールが蝋に近付いていくのです。このように考えていくならば、アルコールという概念が随分と「幅のあるもの」だと感じませんか。但し、私たちが「蝋」として知っているものが必ず高級アルコールだという訳ではありません。例えばパラフィンは「炭素数が二十以上のアルカンの総称」ですから、アルコールではありません。また蜜蝋の主成分もパルミチン酸ミリシルですから、単純な高級アルコールではないのです。

脂肪〜炭水化物〜タンパク質

しかし、それでもアルコールと蝋を結びつけて考えるのは、正しいと言えます。例えばラノリンなんかは明らかに脂肪なのですが、それは「蝋」と呼ばれているのです。つまりアルコールが蝋状になるのと同様に、脂肪もまた蝋状になるのです。そういった意味で蝋を「脂肪とアルコールの中間にあるもの」と表現することができます。これは全くイメージ的なもので、確かに正確さに欠ける部分もありますが、少なくとも僕はイメージできないものは思考できません。

だからこそ僕は「感覚的に確かめられる事柄」と「科学的に正しい知識」との間を交互に行ったり来たりしているのです。何故ならば僕は、反ムーディー主義者だからです。そして僕のような反ムーディー主義者からすれば、有機化学というのは基本的に石油とアルコールの化学なのです。これはいつか、生化学のお話をする時に改めて通る道です。換言するならば、炭水化物と脂肪を扱っている間はまだ「有機化学」だけれども、タンパク質を扱い始めた時点で、それば「生化学」に移行するということです。

さて話を少し元に戻して、アルコールの一種であるエタノールが、糖から生成されるというお話はご存知だと思います。本当ならば僕は、ここで酵母によるアルコール発酵のお話をしたいのですが、今日は時間がないのでしません。いずれにせよ本質的なことは、糖というのは炭水化物ですから、アルコールというものを「変化した炭水化物」と捉えることができる、ということです。そしてアルコールの一種であるグリセリンが脂肪を構成している訳ですから、アルコールというのはちょうど、炭水化物と脂肪の間にあると言えるのです。

そして炭水化物と脂肪の関係性は、一目瞭然です。まず木材は、樹脂とセルロースからできています。つまり脂肪と炭水化物ですね。そして、この樹脂成分が様々な形で利用されている、という話も既にしました。そして炭を作るときには、この樹脂の方を燃やして炭水化物から水を抜いて炭素だけにしてしまうのです。そして木綿から綿を作るときには、繊維に付着している油脂分が邪魔になります。何故なら油は水をはじくので、吸水性が確保できないからです。そこで、この木綿に付いている油を洗い落として「脱脂綿」を作るのです。

そして玄米を炊くのに時間がかかるのは、この誰もが知っている法則性と関係しています。というのも玄米の表面には蝋状の脂肪が付着しているせいで、白米に比べて吸水が格段に遅いのです。ですから急いで玄米を炊かなければならないときには、ちょっとだけ精米してください。そして、この蝋状の層にわずかでも傷がつくと吸水は早くなり、炊く時間も白米とさほど変わらなくなるのです。

こういった関係性からも明らかなように、ごはんを炊くことの半分くらいは水と関係しています。まず白米の場合は水を使って丁寧に研がなければなりませんし、その後の浸水時間が非常に大切です。ですから炊飯器では、最初の半分くらいの時間を浸水に充てているのです。そして、この浸水時間を大幅に省いたのが「高速白米モード」ということになるのですが、そうだとするならば早目に浸水しておけば通常モードと変わらない結果になるはずです。まあ、この辺りは是非ご自分で確かめてみてください。炊飯器によって微妙に設定が異なるので一概には言えませんが、理屈の上では通常モードと高速モードはおよそ同じ様な結果になるはずなのです。

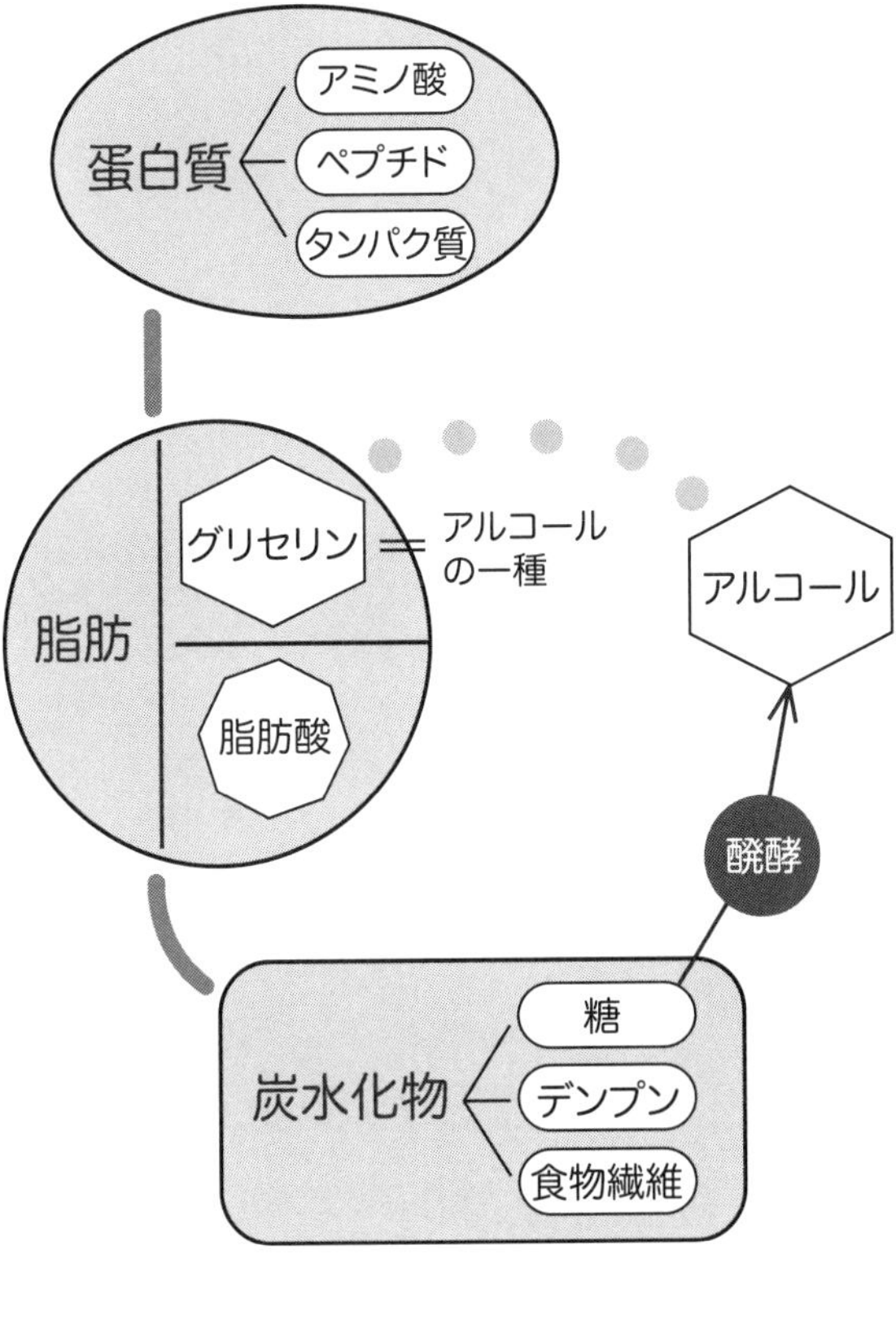
蛋白質
アミノ酸
ペプチド
タンパク質
脂肪
グリセリン
＝アルコールの一種
脂肪酸
アルコール
醗酵
炭水化物
糖
デンプン
食物繊維

図 2　三大栄養素

話は変わって「紙」という漢字の部首が糸偏だというのは、なんだかおかしいと思いませんか。何しろ紙は木材であるパルプからできている訳ですから、どう考えても糸偏ではなく木偏であるべきなのです。しかし紙というのは昔はボロ布を砕いた繊維から作っていたらしく、そういった意味では紙が糸偏なのは全く不思議なことではないのです。そして、もしそれが絹織物の繊維だとすれば、昔の紙は炭水化物ではなくタンパク質だったということになります。そして西洋でも紙が普及する前は、羊皮紙が使われていました。つまり、これも「タンパク質でできた紙」なのですね。こうして私たちは炭水化物から、くるりんと再びタンパク質に帰って来たのです。

エゴイズムの栄養学

さて、こんなことを知って明日からの食事の準備に、何か参考になることはあるのか、という疑問を持たれた方もいらっしゃるかも知れません。その疑問は全く正当だと言えます。何故ならば、こんなことを知っても栄養摂取には何の役にも立たないからです。それでは私たちは、何のために今ここで栄養学を学んでいるのかと言えばそれは世界を知るためなのです。

僕が栄養学講座を自分からはしないのは、こういう事柄と関係しています。つまり多くの人は栄養学講座が、何かの役に立つものだと勝手に考えているのです。しかし僕は最初から最後まで、そういう短絡的な要求に答えるつもりはありません。何故ならば対症療法的に「すぐに役に立つ知識」というのは、人間を成長させないからです。これは僕が第一回の時にお話した「暗記する知識」だと言えます。そして、そういう知識を求めている人は自分からは何も考えようとしないので、人間として成長しないのです。

あるいは別の表現を用いるならば、役に立つ栄養学というのはエゴイズムの栄養学だと言えます。つまり、そこにおける「学び」の究極的な目標は、それによって自分が得をすることなのです。僕は皆さまの貴重な時間とお金をいただいて、そういうくだらないことをするつもりはありません。だからこそ僕は第一回のときからずっと、エゴイズムの栄養学ではなく、**愛の栄養学**を論じているのです。

エゴイズムの栄養学は私たちに「得すること」を教えてくれます。何をどのようにすれば、質の良い栄養素を効率的に摂取・吸収することができるのか、あるいは何が体に悪くて、何がカロリーが高いのかを教えてくれるのが、エゴイズムの栄養学なのです。これに対して愛の栄養学は、私たちに「自然」とは何かを見せてくれます。つまり私たちは美しい自然を目で見て楽しんで、土や花の芳しい匂いを嗅ぐように、自然を「食べる」ことを通して知ることもできるということなのです。

私たちは食べることによって、「命をいただいている」とよく言われます。この利己主義的な考え方は全く正しいのですが、これは誰もが口にしていることなので僕の口からは強調しません。ですから、これに加えて僕が強調したいのは、もし私たちが何も食べずに生涯を終えるのならば、私たちは「食べる」という行為を通して自然に接することなく、この世を離れなければならないということなのです。

つまり私たちは「生きたい」から食べるのだと言える一方で、私たちは食べることで自然により深く結びつくことができるのです。何故ならエゴイズムは周囲のものを自分に引きつけるのに対して、愛というのは外に無限に流れ出ていくからです。

ここでひとつ、分かり易い例を挙げましょう。僕は以前、或る人から薄い小冊子を薦められました。そこには「牛乳は体に悪い」という内容が書かれているのですが、僕が衝撃だったのは表紙に描かれている牛のイラストが少しも可愛くないことでした。これは全く、信じられないことです。風の噂によると日本には言論の自由が保証されているそうですから、小冊子を使って牛乳に関する問題を提起することは、確かに今の社会では「許されていること」だと言えるでしょう。しかし、可愛くない牛の絵を描いて、それを配布してもよいという権利は、この世の何処にも存在しないのです。

おそらく皆さまは、僕が特別に牛を好きだから、冷静さを失っているのだろうとお考えでしょうが、それは違います。何故なら僕は今、自然と人間との一般的な関係性について述べているからです。そもそも人間存在は自然に由来するのであって、それは自分にとっての「親」の様なものです。つまり子どもにとっての親に対する適切な関係性が親孝行であるのと同様に、私たち人間の自然に対する適切な関係性というのは、自然を愛すること以外に考えられないのです。

牛の可愛さ

ところが、この可愛くない牛の小冊子からは、牛に対する反感が滲み出ています。つまり僕が「可愛くない牛の絵を描く権利は存在しない」と言うとき、僕は「人間は自然に対する愛を育むべきであって、嫌悪感を培うべきではない」と言いたいのです。

その牛が可愛くなかったのは純粋に絵心の問題ではないか、と考える人もまだ正確に現実を把握していません。何故ならば動物というのは「かたちになった魂」であって、イラストにすると必ず可愛くなるものだからです。ですから例えば普通に牛の姿を描いただけの牛乳石鹸のイラストも、僕にとっては充分に可愛いのです。まあ、これに関しては長々と説明することもできますが、結論だけ言うならば「可愛くない牛の絵」というのは、意図的に可愛くなく描こうとしないと、できないものなのです。

そして可愛くない牛の絵を描くということは、僕にとっては一万年とも言われる人類と牛との絆に対する冒涜です。私たち人間の牛に対して持っている関係性においては、牛に感謝をすることは当然であるけれども、牛のことを何か悪く言うことなど少しも許されていないのです。このように、牛に対して極めて不適切な態度をとっている人が書いた小冊子ですから、その内容も全くのでたらめです。おそらく、この小冊子の著者は実物の牛を見たことすら無いのだと思います。というのも、そこには牛が草を「美味しくない」と言っている描写がありました。これは、くまのプーさんが「ハチミツが嫌いだ」と言っているようなものです。そして何より、実際に牛を見たことがある人ならば、牛のイラストを、もっと可愛いものにしていたはずなのです。

そして、その小冊子に書かれている全く不正確な、というかもはや嘘八百とさえ言える牛に関する情報は全て「牛乳は体に悪い」というゴミクズのような情報のためなのです。正に、エゴイズムの栄養学を極めると、ここまで人間は下品になれるんですね。仮に僕が関西出身の人と喧嘩をして「もう、この人とは二度と会わない」と決めたとしても、それから家に帰って関西人全員を敵に回すような本の執筆を始めることはありません。何故ならば、それは僕とその人の個人的な問題に過ぎないからです。同様に僕の体に牛乳が合わないと分かっても、牛乳が人間にとって有害であると論じる小冊子を書こうとは思いません。そうではなく僕は、その翌日から牛乳を飲まなくなるだけなのです。

　これは本当に、全く無茶苦茶なことなのです。だからこそ、牛乳否定論者のロジックは、驚くほど子どもじみているのです。既に述べたように、仮に「牛乳は仔牛の飲むものだ」という理由で牛乳を飲んではいけないのであれば、人間は一生、母乳で生きていかなければならないでしょう。あるいは「人間が牛乳を飲むことで、仔牛が飲む分の牛乳を奪っている」という屁理屈もありますが、それならばお米を食べることは、来年に稲に育つかも知れないという「お米の未来」を奪っていることになりますね。

　そして僕が常に驚かされてきたのは、こういう屁理屈に少なからぬ人が説得力を感じているということなのです。どうして多くの人は「牛乳は牛のものだ」とか「仔牛のミルクを奪っている」という、実に幼稚な論理に騙されてしまうのでしょうか。僕が思うに、そういう人は未だ自然との関係性を見出していないのです。そして適切な関係性を見いだせない原因は二つあります。そのひとつが思考力の問題であるということは、既に第一回でお話ししているので、ここでは繰り返しません。そして二つ目が感性の問題であって、そういうくだらない理屈を信じる人は要するに牛の可愛さを知らないのです。

　これは僕が数年前に、親と教師の適切な関係性に関する教育書で書いたことなので、ここでは手短に説明します。親と教師の適切な人間関係を端的な会話で表現するならば、

親：「うちの子は特別に可愛いので贔屓したくなる気持ちを抑えるのは大変でしょうけれども、先生として厳しく指導してくださいね」

教師：「そうですね。お宅のお子さんは特別に可愛いですが、その気持をグッと抑えて、全ての生徒

に平等に指導します」となります。

愛は無条件の肯定から始まる

もし、ここで教師が「イエイエ、お宅のお子さんは少しも可愛くないので、わざわざ心を鬼にしなくても厳しくできますよ」と答えるならば、その学校を今すぐ変えるべきでしょう。というのも教育者というのは因果な商売で、自分の生徒が間違った場合には、それにバツを出さなければならないからです。そもそも人間が、人間にダメ出しをすることは許されるのでしょうか。

それが可能なのは、生徒の存在を根本的に肯定している場合だけなのです。つまり、生徒の全体を包み込む巨大なマルを出している人だけが、間違いに対して小さな小さなバツを出すことが許される、ということなのです。つまり愛は、無条件の肯定から始まるということです。

そして、これと全く同じことは自然と人間との関係性においても言えます。つまり自然というものを根本的に肯定しようとする態度を持たない限り、本当の意味で人間が自然を理解する、ということはあり得ないということです。そして、それがどれだけ困難なことなのかは、先ほどの話でもお分かりいただけたと思います。というのも僕は羊毛の話をする時には胸が高鳴っているのですが、絹について話しているときには同じような高揚感はありません。何故なら羊は牛のお友だちですが、僕にとってカイコは、そんなに可愛くないからです。

そして、それでも僕が絹について話さなければならないのであれば、僕は無理矢理にでもカイコと絹を「可愛い」と思わなければならないのです。どうでしょうか皆さま。もし皆さまが学校の先生だとして、明日イソプロピルアンチピリンとアデノシン三リン酸について話さなければならなかったとしたら、皆さまは明日までにイソプロピルアンチピリンとアデノシン三リン酸を「可愛い」と思えるようになっているでしょうか。

　これは何かを「教える」先生だけがやらなければならない苦行で、自分は経理担当だからそんなことは関係ないと思っているあなた、これは残念ながら全ての人がやらなければならない課題なのです。確かに伝票整理をしている限り、イソプロピルアンチピリンを愛さなければならない状況はありません。しかし、その代わりに毎日イヤミを言って来る上司を、愛する努力はしなければならないのです。何故なら人間が人間を愛する努力を、しなくていい訳が無いからです。

　そして人間に対してと同様に、自然に対する愛を育むのが自然科学の使命だと言えます。だからこそ僕は、ここで人間の利益ばかりを追求するエゴイズムの栄養学ではなく、愛の栄養学の話をしているのです。

　とは言え僕自身も、人に愛を教えられるほど大層な人間ではありません。例えば僕はスズメバチが嫌いで、今のところスズメバチを愛そうなどとは考えていません。あのヴィヴィッドな黒と黄色、あの気持ちの悪い巣の模様、コーナーの丸い巣の穴や不気味な羽音、どこを取っても愛せる要素なんかありません。

　それに比べてミツバチは何処を取っても愛らしく、特にニホンミツバチはセイヨウミツバチに比べて格段に可愛いですよね。ところが山本先生は遂に、このスズメバチを愛する方法を見つけた[*9]と言うじゃないですか。ですから僕はスズメバチに対する嫌悪感を表現した本を書く前に、先生に弟子入りして、この奥義を伝授してもらわなければならないのです。そして、これに加えて可愛くない牛の本を出版する人への理解を育もうとしないならば、僕はいつかビートたけしさんのように、フライデー襲撃事件を起こしてしまうことになるでしょう。

話をもとに戻して、今回のメインテーマは「愛の栄養学」です。これに対して僕が前回、すなわち第三回で訴えたかったことは「量の栄養学ではなく、質の栄養学を」ということでした。そして更に遡って第二回では「固定的な栄養学ではなく、プロセス的栄養学を」ということでした。そして第一回は、そもそも栄養学という学問を人間と自然との関係性の中で位置づけたかったのです。

そこで述べられた意味での広義の栄養学とは、知覚と呼吸と栄養という三つの窓を通して外界と関わる人間全体が研究対象になります。これに対して狭義の栄養学では、栄養素のみが問題となり、それが今回お話していることなのです。そして中間的な栄養学、いわば「普通の」栄養学は栄養における知覚、栄養における呼吸、そして栄養素の三つを等しく扱うべきだ、というのが僕の見解なのです。

ところが第一回を注意深く聞いていた人ならば、中心的なテーマが最終的には意識的な人間と無意識的な人間の対立になっていたことにお気づきになられたと思います。なぜなら僕は、この話をする時にシュタイナーの『オカルト生理学』[*10]が念頭にあるからです。つまり、それは松果体と脳下垂体の話であり、またアポロンとディオニュソスの話、すなわち北（宇宙）と南（神秘）の話だったのです。それが『オカルト生理学』の前半の四講に相当し、周知のように後半の四講では一貫して栄養のことが語られているのです。

4つめの栄養素

いずれにせよ本質的な問題は、もしこの世に豆腐の角に頭をぶつけて死ぬべき人間がいるとするならば、それは可愛くない牛の絵を使って牛乳に対する嫌悪感を広めている人だということです。そして、それならば竹下さんは牛乳を体に良いものと思っているのか、あるいは悪いものと思っているのかと問われるならば、その答えは前回のお話で既に明確なはずです。

牛乳というものが食品である以上、それは毒でも薬でもありません。そして現代栄養学は炭水化物と脂肪とタンパク質の三つを「栄養素」と見做しており、それらが含まれていてあるていど「美味しいもの」が食品なのです。そして僕は、この三つに**塩**を加えたい[*11]と思います。既に述べたように塩はゼロカロリーですが、それを「栄養素」と見做すことは可能でしょう。そして塩というのは鉱物ですから、野菜の中に含まれるミネラルも、この「塩」に分類されるということになります。

これら四つの概念を理解するだけで私たちは、何かを「食べる」ということを学問的に思考することができるようになります。まず既に述べたように塩は鉱物ですから、これを僕は図（図3）の一番下に書きました。次に炭水化物とありますが、これは明らかに植物と関係していますよね。何しろ植物の体は主にセルロース、すなわち炭水化物でできているのですから。

そうなると、後は動物と人間だけが残っているのですが、私たちは人間を食べませんよね。ですから動物はタンパク質のところに来て、脂肪は「植物と動物の中間」ということになるのです。そして既に述べましたように、脂肪というのは主に仲介的な役割を果たしているのです。

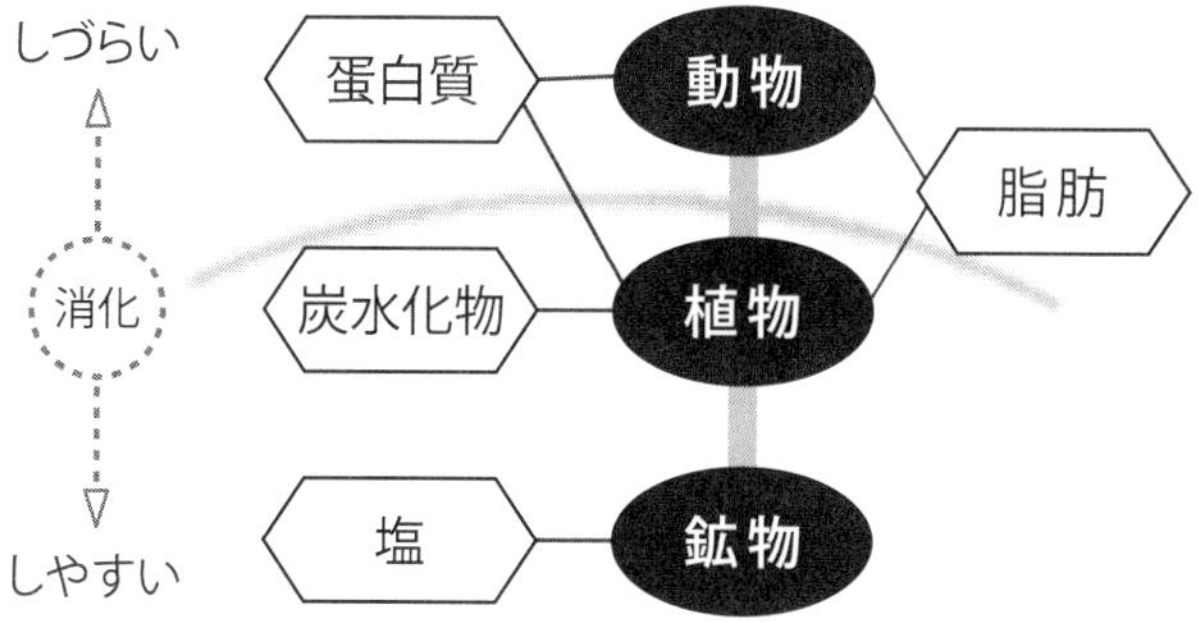

図3　四つの栄養素

そして、この図は上半分と下半分に分かれます。何故なら脂肪とタンパク質に関しては、動物性のものと植物性のものがあるからです。これに対して塩は鉱物ですし――まあ動物性の炭水化物というものも確かに存在しますが――炭水化物というのは基本的に植物性のものなのです。例えば、こういう事実を知れば「菜食主義」というものが「脂肪とタンパク質を植物界から摂取する」という思想だということが明らかになるでしょう。

そして僕が次に注目したいのは、これらの内で何を中心に組み立てているかという問題です。まずは、日本人が炭水化物を中心に食事を組み立てているのは、誰もが知っていることです。つまり、ご飯が「主食」だということです。ところがアメリカに行くと「メイン・ディッシュ」はステーキになります。つまり西洋的な食事は、タンパク質を中心に組み立てられている、ということです。ですからステーキの横にポテトがあっても、それは「主食」ではなく「添え物」と呼ばれているのです。

ここで興味深いのは、マクロビオティックの調理法では油を多用するということです。まあ、これにも色んな流派があるのでしょうけれども、マクロビオティックは近代に始まったものですから、伝統的な日本食よりも、中心が少しだけ「上に」ズレているのです。そして伝統的な日本食がほとんど油を使用していないということは、例えばおせち料理の洗い物をしている時に気がつきます。そこには油と呼べるものがほとんど含まれていないので、そもそも食器を洗うための洗剤が必要ないのです。

そして、この図では上に行くほど消化が難しくなります。塩は鉱物ですが水に溶けますので、そもそも「消化ができない」という状況は考えられません。次に炭水化物も、よく火を通して食べればあまり問題ないでしょう。しかし脂肪になると食べ過ぎで気持ち悪くなったりしますし、タンパク質の場合はアレルギーの原因になったりもします。

この上と下との関係性は、非常に興味深いと言えます。何故なら消化が難しいという意味において、タンパク質は明らかに「土」だからです。そして脂肪は仲介者という意味で、生化学的な物質における「水」とは言えないでしょうか。僕は以前、地産地消の話をした時に、食べるということは「土」との関わりだとお話しました。そして呼吸が「空気」と関係しているというのであれば、知覚は「光」と関係しているのでしょうか。そういえば人間は紫外線を浴びると、ビタミンDを作るそうじゃないですか。そして植物が日光を浴びて体内に炭水化物を合成するように、人間は皮膚に受けた光でできたビタミンDを使って、骨を作っているのです。

栄養素と味覚

さて最後に私たちは、これら四つの栄養素の味覚との関係性について考えてみたいと思います。まず塩が「塩辛い」というのは、議論する必要がないでしょう。次に炭水化物の味とは、何でしょうか。これは今日のお話をきちんと聞いてこられた方ならば、すぐに分かるはずです。というのも炭水化物というのは、結局のところ「糖」がつながったものですから、炭水化物は全体としては「甘い」のです。

次に脂肪の味は、なかなか想像しづらいのではないかと思います。しかし、油がある場合と無い場合を比較すれば「油に特有な味覚体験」というものも明らかになってきます。例えばサラダにドレッシングをかけた場合とかけなかった場合、あるいはトーストにバターを塗った場合と塗らなかった場合。どちらもパサパサしていて、味の「つながり」が弱いのが分かると思います。つまり油というのは、それ自体に味があるというよりも、個々の食材の特性を相互に結びつけるのです。

そして、油の第二の特性として「水の役割をする」というものがあります。これは特に揚げ物をするときに顕著な特性で、揚げ物というのは詰まるところ「水と油の交換」なのです。何かを油で「揚げる」ということは、その食材の水分の一部を油に置き換えるということであり、これによって食材は水にはない「重さ」を持つようになります。そして霜降りの肉や大トロの場合は、脂肪の存在によって食材が口の中で「溶ける」という現象が起きます。つまり、それまでは固体だったものが、口の中では液体に変化する、というのが脂肪の特徴なのです。ですからチョコレートの口溶けも、脂肪の結晶の形によるのです。

さて、このように脂肪が味覚体験において持っている特性を総称して「油味」とするならば、タンパク質の味とは何なのでしょうか。これは化学の知識を持っている方にとっては、明らかに脂肪よりは簡単です。何故ならタンパク質は、アミノ酸からできているからです。そしてアミノ酸が「旨味」のもとであるということは、味の素で育った世代には自明のことでしょう。

さて仮に食べ物が栄養素だけからできているのであれば、食べ物は単に塩味、甘味、油味、旨味というわずか四つの味の組み合わせしか無い、ということになってしまいます。しかし実際には、これら四つの「表の味」に加えて、微量ではあるけれども料理の味わいに華を添える、いわば「裏の味」と呼べるものが存在します。その代表格はやはり「酸味」ではないでしょうか。

例えば梅干しが、塩味と梅の風味だけだったら、どうでしょうか。それは随分とつまらないものになってしまいますね。あるいは鶏の唐揚げにレモンを絞るか絞らないかで、唐揚げの「魅力」は随分と変わりますよね。こういった例からも明らかなように、酸味というのは味覚の代表格ではないにしても、料理の中で明らかに重要な位置を占めているのです。そして、この酸味が栄養素と、どう関連付けられるのかと問うならば、それは炭水化物と関係していると言えるでしょう。

というのもアルコールが、糖から作られるという話はすでにしました。そしてアルコールが酸化したものが酢酸なのです。そう考えると酢の味というのは、アルコールとして一度「軽くなった」糖が、酸化して「落ちてきたもの」と理解することができます。あるいは未熟な果物が酸っぱいのは、甘い糖へと「昇って行く」途中にあると理解することができます。そう考えるならば酸味を「裏の甘さ」と理解することができるのです。

渋味と苦味

そして次に問題になるのが「渋味」と「苦味」です。この二つは日本ではあまり区別されませんが、中国料理ではこの二つを明確に区別します。さて代表的な「苦い」味というのは例えば焦げた焼き魚であるとか、あるいは魚の内臓なんかもそうですね。あのサザエの奥の方にある黒い部分[*12]も、苦い食べ物としては典型的なのではないでしょうか。これに対して渋味というのは舌が収縮するような味で、よくワインの味を表現する時に「タンニン[*13]」という言葉が使われたりします。これら二つの味は確かによく似ていますが、違うことも明らかです。

そして渋味が油味に、そして苦味が旨味に対応していると僕は考えています。例えばウナギにサンショウをかけるのは、ウナギの油味と関係しています。つまりサンショウをかけなければ、ひつまぶし[*14]はあまりにも「横に広がる」要素が強すぎで、味としての「しまり」がなくなってしまうということです。あるいは、ワインの好きな人は「料理の油をタンニンが洗い流す」という表現を聞いたことがあるかと思います。これは、脂っこい料理に合わせる烏龍茶と同じことですね。

これが油味と渋味の関係性だとすると、旨味と苦味との間にも、それなりの関係性があります。その最も顕著な例が燻製で、基本的に燻製にする食材は肉や魚やチーズなど、タンパク質を主体としたものが代表的です。ですから、もともとタンパク質が豊富で旨味の強い食べ物に、少しだけ苦味を足して味のバランスを取る、というのが燻製だと考えられるのです。焼き魚の焦げが美味しいのもおそらく、この理屈です。

確かに燻製の本質的な要素は「香り」だと言うこともできますが、仮に煙に味があるならばおそらく皆さまは苦味をイメージされると思います。あるいは熟成し過ぎたチーズには苦味が出てくる、という事実に注目するならば、タンパク質と苦味の間には関係性があると言えると思います。

そして、こういった図式の中で厄介なのが「いぶりがっこ」[*15]です。そもそも大根は主にタンパク質ではなく炭水化物ですから、それを「いぶす」意味が分かりません。しかも乳酸菌発酵している訳ですから、わずかに酸味がありそれが苦味に加わって、少し「裏の味が渋滞している」というのが僕の印象です。この「いぶりがっこ問題」は長らく僕を悩ませていましたが、ひょっとしたらいぶりがっこは普通の沢庵に比べて塩味が薄いのではないか、という結論に達しました。

塩分を少なくすると味の輪郭が明確になるまでの時間、すなわち「味がする」までの時間が長くなり、その間に歯ごたえのあるいぶりがっこを長く咀嚼しなければなりません。つまり最初にスモーキーな香りがして次に軽い酸味、そして最後にゆっくりと塩味という時間差攻撃で成立している、というのが僕にとってのいぶりがっこの魅力なのです。実は以前、或る居酒屋でクリームチーズをいぶりがっこで挟んだ「おとなのオレオ」[*16]なるものを食べたことがあるのですが、これは明らかに失敗していました。というのもチーズといぶりがっこでは「味がする」までの時間に大きな開きがある、ということが全く考慮されていないので、チーズの旨味（タンパク質）にいぶりがっこのスモーキーな要素をぶつける、というセオリーが成立していなかったのです。

さて、苦味そのものが中心的な役割を演じている食品というのは、数えるくらいしかありません。その代表格がビールとコーヒーなのですが、どちらも「食品」と言うよりは「嗜好品」に近いのかなという気がします。ビールを飲む時にはタンパク質の多い「アテ」が必要で、コーヒーの苦さは甘いケーキにぶつけます。ところがコーヒーの苦さはスイーツにではなく、タンパク質の豊富な牛乳に向かっていると考えることもできるでしょう。

そうやって考えていくと唯一よく分からないのは、苦味の美味しい春の山菜です。山菜の苦さだけは不思議と単独で成立していますので、他のなにかタンパク質が豊富な食品に合わせていることにはなりません。そうなると春の山菜の苦さは、他の食品ではなくて胃にぶつけている、という結論になってしまいます。つまり、それはセンブリ[*17]と同じ分類だということです。

七種類の辛味

そして最後に残ったのが「辛味」になるのですが、これが本当に一筋縄ではいかない代物です。というのも僕がパッと思いつくだけで、辛味は少なくとも七種類に分類しなければなりません。それは唐辛子の辛さ、胡椒の辛さ、和辛子の辛さ、山葵《わさび》の辛さ、生姜の辛さ、そして玉葱・ニンニク・葱《ねぎ》などの辛さ、最後に大根やカイワレ大根などの辛さです。これらは明確に違うものなのに、どう違うのか言葉で説明することが難しいです。

例えば香川の人間はよくタコの刺身を食べるのですが、僕は山葵を付けるのに対して、母親は和辛子を付けます。そうなると山葵の「緑の辛さ」と和辛子の「黄色い辛さ」はよく似ているということになるのですが、例えばトンカツに和辛子を付けることはあっても、山葵を付けることはありませんよね。そうすると山葵は魚で和辛子は肉かと思いきや、高級なステーキを塩と山葵で食べることがあります。これはおそらく、油の量と関係しているのだろうと思います。あるいは大根おろしに葱や生姜や唐辛子を合わせることは可能ですが、和辛子や山葵は難しいと言えます。

つまり、これら七つの「辛さ」は確かに違う味だけども、重なっている部分もあるので或る程度は「置き換え」が可能なのです。

同じように玉葱・ニンニク・葱などの辛さと、大根やカイワレ大根の辛さは似ています。何故なら、どちらも「消化を助ける」という役割を持っているからです。中でも一番分かり易いのが大根で、そこには消化酵素であるアミラーゼ、プロテアーゼ、リパーゼなどが含まれています。つまりハンバーグを大根おろしとポン酢で食べるということは、皿の上で既に消化が始まっているということなのです。

またニンニクはタンパク質の多い食材に合わせ、重くなってしまいがちなお腹に「空気」を与えてくれます。そうやって考えていくと、ニンニクは食べ過ぎると下痢になってしまうのも頷けます。そして玉葱や葱は、そういった役割がニンニクと似ています。大根は物腰柔らかなので幅広く使えますが、ニンニクはパワフル過ぎるので使い方は要注意です。そして、おろしと刻みネギの合せ技は、両者のいいとこ取りです。また、おろしニンニクは強すぎるので、大根おろしに合わせることはできません。

ということで一方にはニンニクや大根などの辛さ「白い辛さ」があり、他方には唐辛子・和辛子・山葵という「有色の辛さ」があります。そして生姜と胡椒の辛さは、これらの間に位置している、というのが僕の考えです。日本では生姜の熱の要素ばかりが強調されますが、生姜の魅力はあの瑞々しさ、いわばフレッシュ感にもあると思います。ということで生姜は「大根・ニンニクより、」に分類されます。生姜が「熱」を与えてくれるのに対して、ニンニクが与えてくれるのは「空気」で、ひょっとしたら大根は「水」なのかも知れません。これに対して胡椒の魅力は「乾いた辛さ」で、風と共に立ち昇る「香り」が本質的な意味を持っています。そして主なターゲットは油なので、山椒の渋みと良く似た役割を持っているのです。

仮にペペロンチーノに胡椒を入れてしまうならば、最大の魅力である「油味」が失われてしまいます。これに対してカルボナーラに唐辛子を使ってしまうと、パルミジャーノの魅力が半減してしまいます。とは言え辛味の中で最も汎用性があるのはやはり唐辛子で、少量だけ使って「ピリ辛」にしたり、あるいはたくさん入れて「激辛」にしたりできるのも唐辛子の特徴です。カレー屋の辛さの指定は何段階もありますが、寿司屋で山葵の量を指定するなんていう話は聞いたことがありませんよね。余談になりますが最近、ワサビ味の柿の種が発売されていますが、あれ程の失敗作はガリガリ君ナポリタン味以来だと思います。

栄養素の味覚地図

さて話は尽きないのですが、そろそろまとめに入らなければなりません。

以上のように「辛さ」に関しても様々に論じることができますが、とりあえず「辛味」は「塩味」の横に並べましょう。こうして私たちの味の全体像を、ひとつの「図」として表現することができました。これを僕は「栄養素の味覚地図」と呼んでいるのですが、これは全く僕のオリジナルです。

ご存知の方もいらっしゃるとは思いますが、ドイツ人医師のヘーニックという方が1901年に舌の「味覚地図」というものを発表していまして、これは舌の先や奥、あるいは横で甘味や酸味、また苦味などで「感じ方が違う」という学説なのです。これは現代では、科学的な根拠のないものとして否定されていますが、僕は「味」という曖昧な感覚を、少なくとも前後左右という空間的な要素に置き換えようとした、という彼の試みには価値があると思っています。

そこで僕も、僕なりに知識の断片をつなぎ合わせて、自分の味覚体験と矛盾しない図を作ろうと試みた訳です。そういった意味で究極的には、この「栄養素の味覚地図」が完全に間違っ

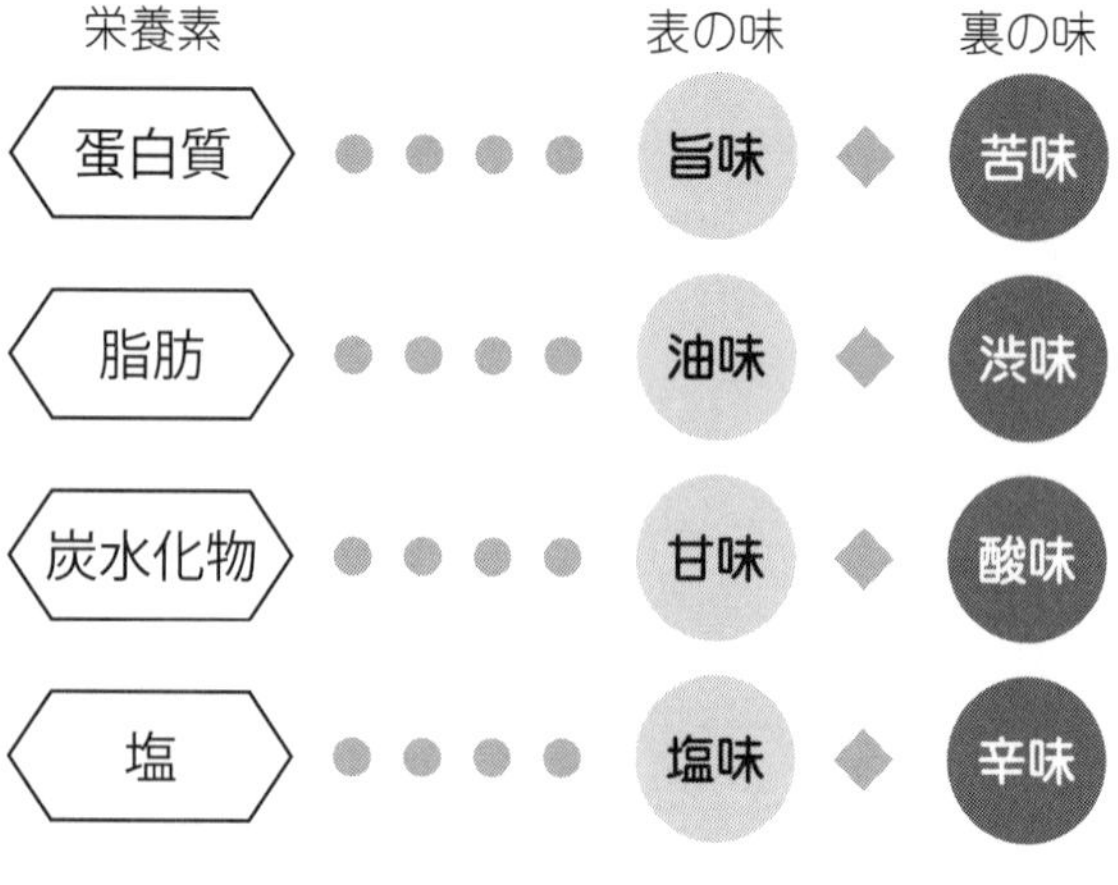

図４　栄養素の味覚地図

たものであったとしても、僕にとっては痛くも痒くもありません。何故なら僕の目的は「反ムーディー主義の栄養学」が、どのようなものであるかという一例を、皆さまにお見せしたかっただけだからです。

そして更に言っておかなければならないのは、この味覚地図の「科学性」についてです。というのも「炭水化物が甘味として体験される」という表現は、あまりにも科学的に不正確だからです。確かに糖は甘いのですが、デンプンや食物繊維は甘くはありません。しかし前者は消化の過程で、糖へと変化することで結果的に甘くなるのです。これと同様にタンパク質は確かに分解されてアミノ酸になりますが、タンパク質そのものに旨味があるとは言えないのです。

そういった意味で僕は第一回の最後に、栄養素というのは直接的には体験されないものだ、と述べました。しかし今日お話した考え方を使えば、確かに「間接的には体験される」のです。そして僕が、このような「細かいこと」をわざわざ話す理由は、第二回の時にも簡単に言及してあります。つまり僕は、学問的に不正確なことを言う人が苦手なのです。

だから僕は子どもの頃の自分に嫌われないように今、必死で科学的に正しいことを言おうとしているのですが、僕自身が大人になって分かったことは、ほとんどの人は「学問性」というものを、全く重要視していないということなのです。それは学問的に正確であることが、実生活にはほとんど何の役にも立たないこ

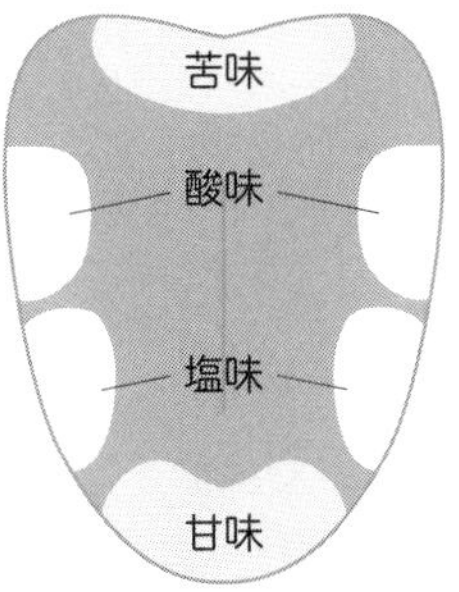

図５　ヘーニックの味覚地図

ととも関係しています。つまり第一回でもお話したとおり、どれだけ「人生の教科書」を学んでも、それが「人生そのもの」では全く何の役にも立たない、ということを多くの人が経験的に知ってしまっているのです。

これは自然科学を研究している僕にとっては、本当に嘆かわしいことです。何故ならば本当の自然科学というのは、実生活にも役立つものだからです。しかしあまりにも多くの人が偽物の科学、すなわちムーディー的科学に失望してしまっているが故に、自然科学そのものが無意味なものであると勘違いしてしまっているのです。だからこそ「カロリー」という自然科学的な概念が、茶飲み話の中でムーディー的に消費されてしまうのです。

さて、この四回シリーズを振り返ってみて、おそらく僕は栄養学的領域において言えることを、まだ半分くらいしかお話ししていません。例えば第二回のときには時間があれば「燃焼プロセスとしての植物の成長と調理と消化」という話の延長として、発酵に関するお話をしたと思うのです。しかし「栄養学」という広いテーマを扱うためには、発酵だけでそんなに時間をとる訳にはいかないのです。また日本で栄養学をやるのであれば、料理における出汁の話は不可欠でしょう。しかし、これもまた全く触れませんでした。そして専門的には、栄養学の領域は生化学と生理学へとつながっているのです。

とは言え、発酵学に関しては今年の秋に長野で合宿講座を予定していますので、ひょっとしたらそれがまた本になるかも知れません。しかし栄養学への一番の近道は、僕のくだらない話を聞くことではなく、自分の感覚を信じて、自分の感性を磨くことなのです。

ですから僕のお話は皆さまが、それを林修的に始めるための、勇気を与えているに過ぎないのです。

つまり私たちの中にいるムーディーに勝てるのは、林先生だけなのです。

これは本当に大切なことなので、真剣に受け止めてください。それでは皆さま、ごきげんよう。

コラム「スズメバチの愛し方」

山本　忍（マグノリアの灯 理事長）

恐怖・嫌悪からの反転

スズメバチに刺された人が亡くなったというニュースや、近くの公園でスズメバチが発生し、周辺道路が通行禁止になった話を聞くと、スズメバチは、ただただ怖い存在でした。害獣・害虫を駆除するTV番組のメインにスズメバチが据えられ、スズメバチ・ハンターがヒーローのように見えていました。竹下氏が語るように私も「悪を倒すことが善」だと一面しかみていなかった一人ですが、何故人命を脅かすような存在がこの世にいるのかと考える中で、ある日、反転する瞬間を迎えました。そのきっかけが『風の中のマリア』[*1]という小説で、主人公は何とオオスズメバチ。女王蜂を頂点とする蜂社会の中で〝疾風のマリア〟と呼ばれ、姉妹たちから一目置かれる勇敢な戦士がマリアでした。自分を生み育ててくれた偉大なる母や姉に対する尊敬、天性の飛翔力、非情なまでの決断と実行力、内面からほとばしる強さ・美しさに、心奪われました。

叡智に触れる

スズメバチの巣の中に入って行かなければ、真の姿はわからない、過酷な環境下で生き抜く家族の絆は素晴らしい・・・そんな思いを抱く中、婦人科疾患のレメディの中にスズメバチのエッセンスが用いられていることに気づきました。卵巣嚢腫のレメディ「マグネシウム・オバリウム・コンプ」[*2]がその代表です。蜂の毒によって、刺された箇所が腫れ上がることは体験しますが、卵巣嚢腫も子宮筋腫も（時にふくれっ面も）、おふくろさん（肝っ玉母さん）的力を、袋の中から取り出して治癒に向かうためのプロセスなのではないかと思えます。いざという時、この袋の中で毒を無毒に転換するために、スズメバチは力を貸してくれている・・・。レメディを構成する素材の本質を理解すればするほど、その素材と一緒に仕事をすることができる、その本質が浸透していくことを、医療の世界の先輩たちは口々に伝え、実際のレメディの中にこめていたのです。

益虫と呼ばれる蜜蜂だけでなく害虫と人間が呼んでいる虫たちに本来、善悪の区別はないのでしょう。人間の都合や表面的に区別されるだけで、この世に存在を許されたものは皆それぞれの役割をもち、誰かの何かに役立つのだと思います。

放射能に立ち向かう

さらに、スズメバチに対する意識が変わったのは、ＮＨＫの特集番組を見てのこと。原発から数キロ圏内、高濃度放射能汚染地域で起きている驚くべき生態報告でした。繁茂するセイタカアワダチソウやキノコからは多量の放射性物質が検出され、植物たちが濃縮し汚染を掃き清めてくれていることを感じましたが、それは植物だけではなく、鳥や獣もまた体をはって人間が撒き散らした放射能のゴミをかき集めてくれていたのです。中でもスズメバチの働きは傑出していました。スズメバチの巣13個の平均値は、指定放射性廃棄物の13倍以上にもなっていたのです。人が踏み込めない危険地域でも、いつもと変わらぬ仕事をせっせとしている姿に、圧倒される思いでした。そのかけがえのない働きは、どんなに長く生きても生後30日で寿命を終える、いのちの時間にも関係しているのでしょう。放射能は「とき」を急かし、老化させる方向に働きますが、[*3]スズメバチは「とき」を超越し、若返らせる太陽のリズムと共に生きている存在だからなのかもしれません。

動物・昆虫の本質

そうは言っても、同じ種のキイロスズメバチの巣を襲い、孵化する前の子どもたちまで強奪する残虐性や自己中心性まで肯定し愛することはできないという意見も出てくるでしょう。そのことについては、動物や昆虫の本質にまで掘り下げる必要があります。動物たちは、人間が進化の過程で捨て去ったもの、捨てるべきもの（幼さ・未熟さ）を担ってくれている存在だということ、さらに空飛ぶ鳥や昆虫たちは、将来獲得すべきもの（高い精神性）を預かってくれている存在なのだと私は考えています。蜂たちのもつ素早い動きは、人間のもつ「せわしなさ」を担っている姿で、もしそうでなければ、私たちは赤信号で待つこともできないくらい焦り、秩序を形成することもできなかったでしょう。残虐性についても、同じ人類を差別し、殺しあう人間の悲しいまでのサガを色濃く担ってくれているのだと思うのです。そして、空高く舞い上がっての交尾や、女系社会の形成・子孫を残すシステムは、未来社会が実現するであろう「性の崇高さ」の象徴かもしれません。

表面的なイメージだけを受け取り、好き嫌いや自分の価値観だけで早計な解釈をしてしまう危険性を、竹下氏は「ムーディー主義」という言葉で表現してくれたように思います。とかく「ムーディー主義」に流されがちな私には「刺さる」言葉でした。

愛の出発点は関心をもつことだと賢人は言いました。[*4] そして、子どもがもつ「好き嫌い」の感情が大事だと、竹下氏は述べていますが、その先にあるのは、好き嫌いのレベルで思考停止せず、本質まで思考していくこと、それには嫌いという感情をも克服していくことなのだと思います。おそらくそれは、本当に自分が手にしたいものを手にすることであり、愛することが無限であることを実感する道なのでしょう。私の気づきを、この素晴らしき講義に対する御礼としたいと思います。

5

栄養学の奥義へ

～味覚実験の導入～

＊

マグノリア・アグリ・キャンパス

2019年6月20日(木)

横浜・神之木クリニック

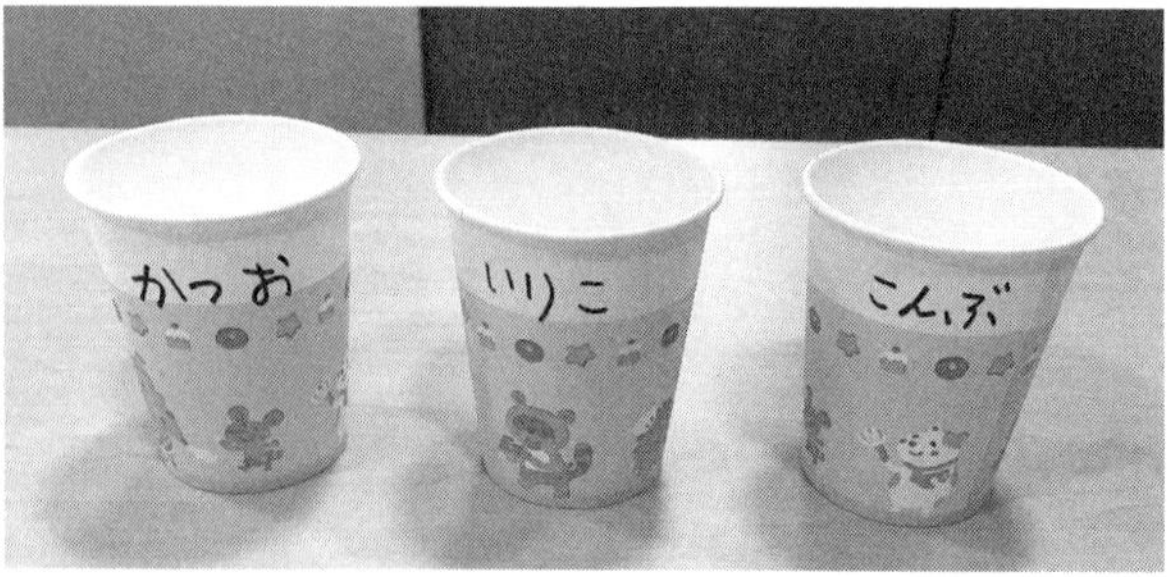

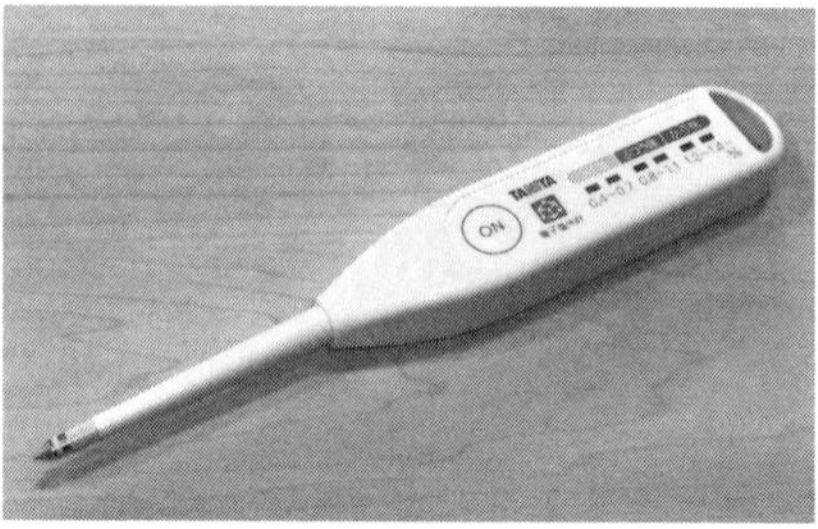

電子塩分計

ご来場の皆さま。本日もマグノリア主催のアグリ・キャンパスにお越しいただきまして、誠にありがとうございます。

これまでアグリ・キャンパスは福島県の鏡石で開催されてきましたが、諸事情により今回から会場が、ここ横浜の神之木クリニックに移りました。開催地が変更になったからと言って、アグリ・キャンパスの趣旨は変わった訳ではありませんし、また何より私たちの福島への「思い」も、これまでと全く変わりません。そして会場が変わったことで、これまでは福島までお越しになれなかった首都圏にお住まいの皆さまに、これからは頻繁にお目にかかることができれば嬉しいなと思っています。と言うことで新しく生まれ変わったマグノリアのアグリ・キャンパスを、今後もどうぞ宜しくお願い致します。

新章スタート

さて、これまで私たちは農業の基礎となるべき新しい自然科学の可能性について考えてきました。そして本日の午後からは「新章スタート」ということで、全ての自然観察の基礎となるような事柄について考えていく予定で、これが何回かのシリーズになるのだろうと思います。とは言え、それは午後からのことで、午前中は「復習」と言いますか、以前にお話ししたことに関する「実験」をしていただきたいと考えています。そして、この実験を始めるにあたっての趣旨説明と注意事項の確認を、これから三十分弱ほどお話ししたいと思うのです。

さて皆さまは「実験」と聞いて、どういったものをイメージされるでしょうか。例えばテレビのコントなんかでは、液体Aと液体Bを混ぜると爆発して画面が真っ白になって、煙が引くと実験をしていた人の目玉が飛び出ている——という情景が典型的ではないかと思います。或いは小学校の理科の時間に虫眼鏡で日光を集めて黒い紙を燃やしたり、アルコールランプで水を沸騰させたりということを覚えてらっしゃる方もいることでしょう。しかし液体を爆発させることも、虫眼鏡で紙を燃やすことも、差し当たり「食べること」には関係がないですよね。

そして、これからやる実験が前回の復習、すなわち栄養学に関するものだとするならば、それは一体どんなものが考えられるでしょうか。例えば生卵を五個用意して貰って、水をはった大きめの鍋に入れて加熱します。そして沸騰した時点から時間を計り始め、三分経ったら五個のうちのひとつを穴開きのおたまか何かで取り出して冷水の中に浸します。そして、それからは一分間隔で四分後、五分後に卵を引き上げていきます。そして五つ目の卵を引き上げたら全ての殻を剥き、黄身がよく見えるように包丁で切って、引き上げた順番に並べてください。そうすると、何が見えるでしょうか。

もし実験が上手くいっていれば、三分しか茹でていない卵は黄身が半熟で、芯の方はまだトロッとしているかも知れません。これに対して七分茹でたものはシッカリ黄身が固まっていて、色は半熟のものと比べて軽いイエローになっていると思います。そして四分、五分、六分の卵はちょうど、それらの中間に位置する特徴を示していると思います。すなわち、長く茹でるほど黄身はシッカリとして固くなり、そして色はオレンジ色がかった深い山吹色から、乾いたレモンイエローへと傾いているだろうということです。

例えば、こういうことが「栄養学に関する実験」として考えられます。これは非常に素晴らしいアイデアなのですが、この実験が主に視覚と触覚に訴えるものであるのは残念だと言えます。何故なら栄養学の実験と言っている以上は、それが何らかの形で味覚に訴えかけるものであるべきだからです。

そこで僕は「ダシを味わう」という実験を用意しました。とは言え、これは別に「ダシの味の違い」を見分ける実験ではありません。そうではなく、こちらが用意したダシに塩を加えて貰って、それでご自身で「ちょうどいい塩加減」のダシ汁を作って貰う、という実にシンプルな実験なのです。

味がしまる

例えば皆さま、先ほど私たちがヴァーチャルで作ったゆで卵を、自分が食べているところを想像してみてください。すると一口目は「おいしい」と感じるのですが、二口目を食べる時に「塩をかけたい」と思いませんでしたか。これは恐らく誰もが体験したであろう「自然な感覚」だと言えます。つまり私たちの体は食べ物が足りなくなると「空腹」を感じ、そして水分が足りなくなると「喉が渇いた」と感じるように、塩をかけずにゆで卵を食べているときには「味気ない」と感じるのです。

とは言え、これは非常に奇妙な感覚です。何故なら私たちはオレンジジュースを飲んでいて「味気ない」と感じて塩を混ぜることはないからです。ところがカフェオレを飲んでいて味気ないから、砂糖を足す人はいるのです。例えば、このような疑問を持つならば、前回の最後にお話した「栄養素と味の関係性」が役に立ちます。つまり、私たちが何を食べた時に「味気ない」と感じ、そしてどういった時に「塩を加えると解決する」のかは、栄養素についての簡単な知識だけ持っていれば、思考的に取り扱うことができるのです。

結論から先に述べるならば、私たちの体は何故だかタンパク質を食べた時に「塩がほしい」と感じるようにできているみたいなのです。実際、卵というのはタンパク質の塊のようなものですから、塩をかけたくなるのです。ですから豆腐に醤油をかけたくなるのも、ステーキに塩をふりたくなるのも、また刺し身を醤油で食べたいのも同じ理屈で説明ができます。これは誰が決めたのかは知りませんが、私たちの味覚がそうなってしまっているのだから仕方がないのです。

そして、これと同じことは脂肪に関しても言うことができます。この中で一度でも、塩をふっていないフライドポテトを食べたことのある人はいるでしょうか。これもやはり味気ないですよね。そしてパッパと少しの塩をふるだけで、ポテトが劇的に美味しくなるのです。そして更に同じことは、炭水化物に関しても言えます。実際お菓子作りをされたことのある方ならば、おしるこやケーキのような甘い食べ物にも、ごくわずかにですが塩を加えることをご存知でしょう。

この事実を僕は子どもの頃に、全く受け入れることができませんでした。何故ならばせっかく、甘くて美味しいケーキを焼いているのに、どうしてそこに塩を加えなければならないかが全く理解できなかったからです。深く考えるまでもなく「塩味」は、砂糖のような「甘い味」の対極に位置します。せっかくの温かいお風呂に氷を入れるとお湯がぬるくなってしまうように、甘いケーキに塩なんか入れたくない、というのは全く「理屈にあった」考え方です。しかし残念なことに、自然は、小学生の理屈で全てが解明されるほどシンプルにはできていないのです。

そして実際に経験のある方はご存知だと思うのですが、甘いお菓子に少しだけ塩を入れると、砂糖だけのときに比べてずっと美味しくなるのです。塩の無い甘いだけのお菓子は、まだ味が「ぼやけている」のですが、塩を足すことで味全体が「しまる」のです。こういった意味で味覚における塩の役割というのは、単純に「塩味をつける」ということではなく、いわば味の「輪郭」を明確にする役割があると言えるでしょう。

そして、この傾向は前回にお話しした栄養素の図の「上の方」ほど顕著だと言えます。つまり塩によって「かたち」が与えられることを最も望んでいるのはタンパク質であり、その次が脂肪、そして最後が炭水化物という順番になるのです。ですから味気ないゆで卵やフライドポテトに塩を振ることはあっても、味気ないケーキに塩を振ることはないのです。

そして、おしるこに塩を入れるのは甘さ（炭水化物）を引き立たせるためと言うよりも、むしろ小豆の旨味（タンパク質）に輪郭を与えているように僕には感じられます。或いは塩昆布とかで時々箸休めをしながら食べないと、おしるこが美味しくないのは、味の主体が甘みと旨味のダブルパンチだからだ、と考えることもできます。或いはオレンジジュースに塩を足すことは無くても、トマトジュースに塩を足すことがあるのは恐らく、そこに豊富に含まれている旨味成分であるグルタミン酸と関係しています。前回も習いましたようにグルタミン酸はアミノ酸の一種、すなわちタンパク質です。つまりタンパク質過多で塩分が少ない時に、味は「だれる」のです。

主観と客観の尺度

と言うことで僕はスタッフの方々に無理を言って、塩の入っていない「だれた」ダシを三種類作って貰いました。それが横の机の上で湯気を上げている三つの鍋です。そして皆さまには、この三つのダシそれぞれをまずはそのままで味わって貰って、その後に少しずつ塩を足していって「ちょうどいいところ」までもっていって欲しいのです。そうしたら各机には塩分テスターを用意していますから、それを使って自分にとってちょうどいい塩分濃度が何パーセントなのかを計って、お配りした紙に記入してください。

たったこれだけの実験ですが、この意味はそれなりに「深い」と僕は思います。というのも今回の実験ではまず「自分にとってちょうどいい」という主観が問われていて、それを塩分テスターという客観的な尺度で捉え直しているからです。例えば皆さまは自分にとって心地の良いお風呂のお湯の温度はご存知だと思いますが、自分が美味しいと感じる塩分濃度が何パーセントなのかは知らないと思うのです。そして濃度が分かれば自分の一日の塩分摂取「量」も分かる訳ですから、これを自分の健康管理に有効に使うこともできるのです。

そして、こういった実験を通して「自分の主観」が、客観的にどう評価されるかを知っていただきたいのです。というのも恐らく皆さまの内で何人かは、お医者さまに「あなたは血圧が高いから塩分摂取を控えなさい」と言われたことがあると思うからです。人間は歳を取ると血管が固くなるので血圧が上がるのは普通のことですし、また血圧の高い人に医師が警鐘を鳴らすのも普通のことだと言えます。ところが、ここで興味深いのは、看護師さんに計って貰って「血圧が高い」ことは確認したのだけれども、自分の塩分摂取量が多いのか少ないのかは一切確認していない、ということなのです。

もう少し分かり易く言うならば、血圧計は血圧を計るものであって、塩分摂取量を計る機械ではないのです。ところが何故だか高血圧の人は「塩分摂取を控えるべき」と勝手に判断しているのです。もし皆さまが街中で唐草模様の風呂敷を被った黒ヒゲの親父を見つけたら、その人を「泥棒だ」と判断すると思います。これは全く正しい判断、事実に即した見解なのですが、高血圧の人が塩分を取り過ぎていると見做すのは偏見と言わざるを得ません。というのも僕は低血圧なのですが、どちらかと言うと濃いめの味、すなわち塩が多めの食べ物が好きです。そして、その反対に「高血圧だから塩分を控えなさい」とお医者さまに言われている人も、この実験をしてみたら意外と薄味が好みだった、という結果が出たら面白いなと僕は考えているのです。

とは言え僕は塩分摂取と血圧の間に「何の関係もない」と主張するつもりはありません。僕だって「南の方に住んでいる人ほど肌の色が濃い」といった程度の相関関係ならば、血圧と塩分摂取の間にもあるだろうとは思っています。しかし塩辛いものを食べていることが、その人の高血圧の「原因だ」と断言できるほどに明確な関係性にはなっていないと思うのです。そして万が一にも塩分摂取が本当に高血圧の「原因」なのならば、低血圧で悩んでいる人には塩を薬として処方するべきではないでしょうか。

主観的体験

これが差し当たり、皆さまに確認していただきたいことです。つまり私たちは、何故だか勝手に「自分は塩分を摂り過ぎている」とボンヤリ思ってはいるけれども、実際にどれだけ塩分を摂取しているのかは、全く知らないのです。これと同様に私たちは、何故だか勝手に「自分はカロリーを摂り過ぎている」という結論を出してしまっているのだけれども、実際のところ自分がどれだけのカロリーを摂取しているのかは全く知らないのです。

ちなみにカロリー摂取量の計算は、ここでやろうとしている塩分摂取量の計算よりもわずかばかり複雑です。そして、これに加えて自分のカロリー消費、すなわち基礎代謝を計測するのはご家庭ではできません。まあ一応、病院に行けば一時間くらいの簡単な検査で自分の基礎代謝[*1]を知ることができるそうなのですが、自分の基礎代謝を実際に計測されたことがある方が、皆さまの中に何人いらっしゃるでしょうか。つまり私たちは自分の一日のカロリー摂取量を知らなければ、一日のカロリー消費量も知らない訳ですから、そもそも自分の摂取しているカロリーが「多い」のか「少ない」のかすらも議論することができないはずなのです。

ところが興味深いことに私たちは、この「カロリー」という高度な科学的概念を用いなくても、この問題に対処できるのです。それは毎日、同じ時間に体重計に乗ることで、もし体重が増えていれば「食べ過ぎ」であり、逆に減っていれば「栄養不足」か、或いは何らかの病気の兆候なのです。これは非常に便利なツールです。どのくらい便利かと言うと、水洗トイレが自動洗浄に変わったくらい便利なものだと言えるでしょう。そして便利な自動洗浄に慣れている人は、喫茶店で用を足した後に流し忘れていることに気がついて、自分の席で初めて「あっ！」となるのです。

そして、これが僕が体重計という「文明の利器」の無意味さを訴えている理由です。つまり複雑なカロリー計算をしなくても体重計に乗りさえすれば自分の「食べ過ぎ」が分かるのであれば、ひょっとしたら体重計に乗らなくても自分の「食べ過ぎ」に気付ける方法があるのではないだろうか、ということです。そして僕はトイレの自動洗浄を見るたびに思うのです。僕はトイレの「洗浄ボタン」を押す時間もないくらいに、忙しい人間なのだろうかと。

別の言葉を使いましょう。今回の実験を通して僕は皆さまに主観的な体験をしていただきたいのです。例えば水が一気圧の下で摂氏１００℃で沸騰するということは客観的な事実です。ですから、それを確かめる実験は誰がやっても同じ結果になるのです。これに対して今回の実験は、自分の味覚に関することなので自分でやるしかありません。つまり実際に体験することだから「実験」なのです。

そして、これは現代を生きる私たちにとっては難しいことです。何故なら現代人は常に、客観的であることを求められているからです。だからこそ私たちは食事中に味の体験という主観的なことがらではなく、カロリーという客観的ではあるけれども全く意味の無い話ばかりをしたがるのです。

そして前回の最後にもお話しましたように、ここアグリ・キャンパスで行なっていることは、こういった「現代ならではの傾向」に対する、私たちなりのささやかな抵抗なのです。何故ならば本当の意味で自然を理解したいのならば、自分の主観的な体験を信じることから始めなければならないからです。そして私たちには自分の主観的な体験を人に話す勇気が求められています。或いは私たちは相手が自分の主観的な体験を勇気を持って話せるような、信頼できる人間関係を作るべきなのです。そしてもし私たちが人間を信頼することができるのならば、その延長として自然を理解することも始められるかも知れません。そして、そのときには食事中に、カロリーという客観的だけれども全く意味のないことについて話すことは無くなっているでしょう。

少しだけ浮く

と言うことで僕が先陣を切って、味覚に関する主観的なお話をしたいと思います。

まずタンパク質の味、すなわち旨味というのは最も強く「ひろがる」傾向を持っていて、だからこそ塩を使って味を「引き締める」必要があります。脂肪もまた、これと同じ傾向を基本的には持っているのですが、それはタンパク質ほどは強くはありません。両者の違いはタンパク質が「上に」ひろがっていくのに対して、脂肪はどちらかというと「横に」ひろがります。

次に炭水化物ですが、甘みもかなり不特定にひろがっていきます。ここに前後の要素を加えることもできますが、いずれにせよ「甘み」と「旨味」は良く似ています。これらの違いはタンパク質を塩で引き締めるときには明確に「落とす」感覚があるのに対して、そういった上下の動きが炭水化物の場合はさほど顕著ではないということです。甘いお菓子に塩を入れて整えるという話は既にしましたが、赤飯にごま塩をかけることからも、こういった法則性は糖でなくても当てはまるということがわかります。

こうやって見ていくだけでも塩が料理において、どれだけ本質的な意味を持っているかがおわかりいただけるかと思います。結局のところ塩は、タンパク質・脂肪・炭水化物というカロリーを持った三つの栄養素の「味を引き立てる」という特性を持っているのです。これら三つの栄養素は、どれも共通して少しだけ「浮いた」印象があり、どれも「輪郭がぼやけて」います。だからこそ、そこに塩を足して味をシャープにする必要があるのです。

ドイツ語にはちょうどいい塩加減のことを gut geherzt と言うのですが、ここで心臓 Herz という言葉が使われているのは興味深いと言えます。つまりドイツ語は「味の調和が取れている」ということを特定の臓器を使って表現するのです。これに対して日本語では「いい塩梅」と言いますね。そう言われてみると梅干しのかたちは心臓のかたちに似ているとは言えないでしょうか。或いは、この辺りはやはり山本先生にお任せした方が良いのでしょうか。

そして口に入れた時にスグに「美味しい！」と感じる料理には、基本的に塩が多めに入っています。僕が巷で美味しいと言われている料理があまり好きではないのは、こういうこととも関係しています。つまり、それは「美味しい」のではなく、単純に「味が濃いだけ」なのです。或いは別の表現を用いるならば、塩は「意識」と関係しているといえます。ですから塩を多めに入れた料理は、食べるとすぐに「意識に昇る」のです。ところが高血圧にはならなくても、塩分の摂り過ぎが体に良くないということも私たちは知っています。つまり「意識」にとっては美味しい食べ物は、いわば「体」にとってはあまり美味しくないのです。

このことはコンビニのスイーツについてお話した時に、既に述べてあります。結局のところ栄養学の主要命題とは、体という「無意識的な自分」の欲求を、味覚体験という「意識的な自分」を通して読み取ることができるのかということなのです。これは実にシンプルな命題ですが、それは同時に「栄養学の奥義」だと僕は理解しています。

例えば僕の尊敬する水島シェフ[*2]は、ちょうどいい塩加減と生理食塩水の濃度について話しており、これなんかは「体の欲求」と「意識の欲求」をつなごうとする努力だと言えます。しかし僕の印象では生理食塩水は、少し塩辛すぎます。それに私たちはおかずに加えて、ご飯やお茶などの全く塩分を含まない食品を口にしています。つまり私たちの胃の中の塩分濃度は、どう考えても生理食塩水よりも低いはずなのです。と言うことは私たちの体液の塩分濃度が一定なのは、私たちが常に体液を同じ濃さの食品や飲料を口にしているからではないのです。

さて随分と前置きが長くなってしまいましたが、それでは皆さま——客観的な事実を確認するためではなく——主観的な体験に向き合うための「実験」を、どうぞお楽しみください。

6

実験

～ときめく塩加減～

＊

マグノリア・アグリ・キャンパス

2019年6月20日(木)

横浜・神之木クリニック

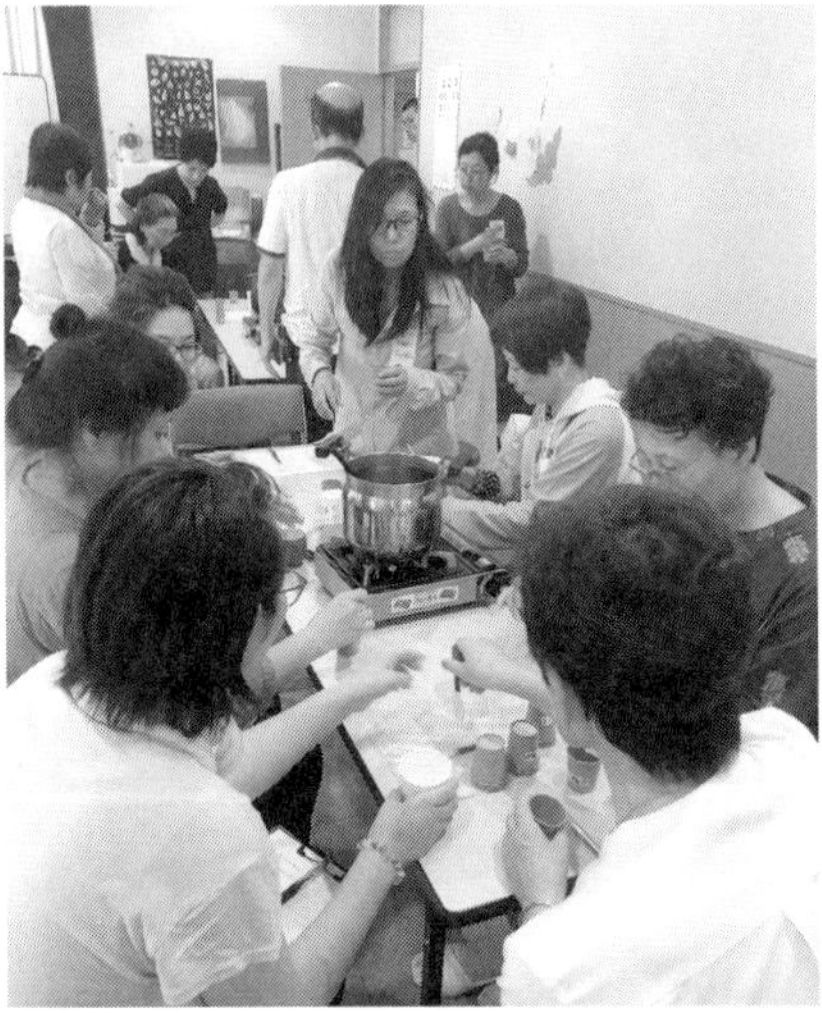

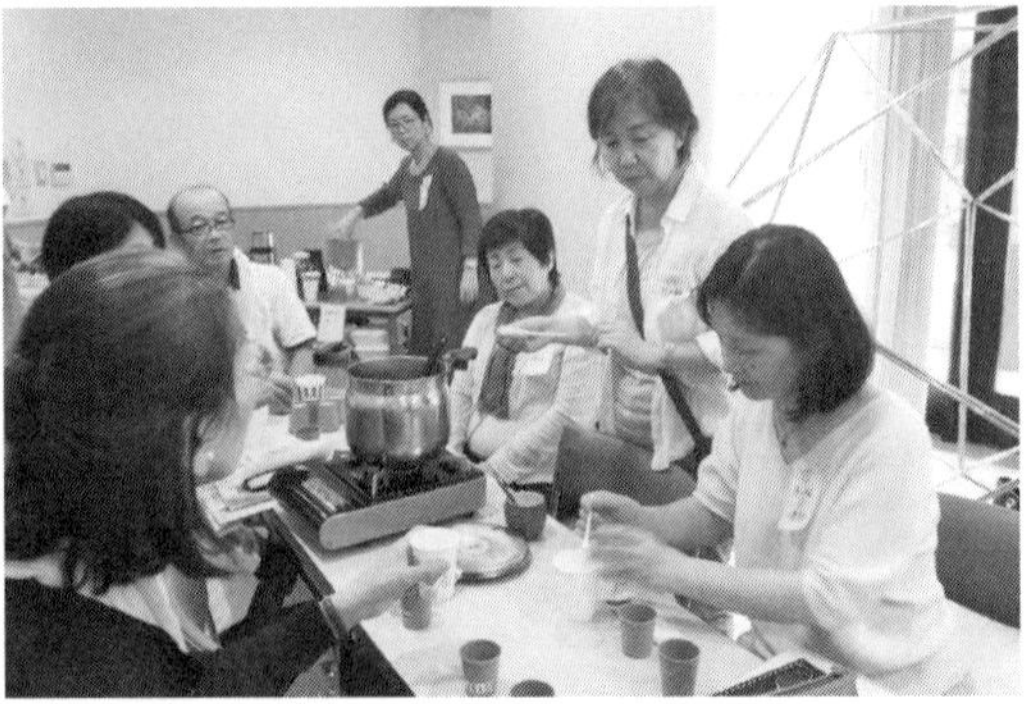

出汁味覚実験 （参加者 28 名　2019 年 6 月 20 日）

出汁	鰹	いりこ	昆布
平均	0.600	0.518	0.463
最大	1.2	1.2	0.9
最小	0.2	0.1	0.2

塩分濃度 (%)

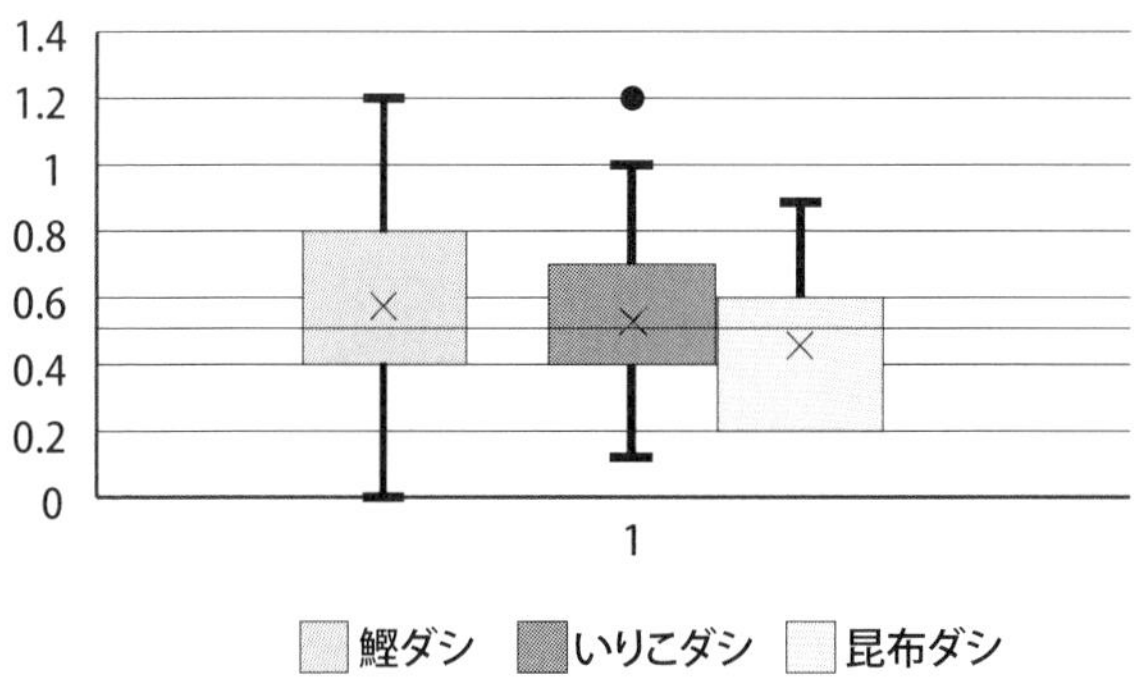

データより：
昆布ダシが、一番塩分を必要としない。昆布自身に塩分が多いため？
個人によってのバラツキが大きい。
関東人より、関西人の方がいりこダシとの関係が深い？

出汁味覚実験　（参加者 28 名　2019 年 6 月 20 日）

～感想～

●対話的な時間が楽しかったです。参加できて幸せでした。

●いつもの食べ物への新たな視点が加わり、栄養のことを考えるのがもっと楽しくなりそうだと思った。

●興味深いアプローチでした。

●食べ物について、うすうす日々感じていたようなことが、いくつか明確に言葉にされたことがあり、“こういう風に考えればいいのか”と考え方という点でも勉強になった。

●自分の感覚としてなんだかわかるな、ということが話の中でいくつかあって面白かったです。

●視覚の刺激で選んだものが、食べると求められていなかったり、また逆のこともあったりするので、意識・無意識の話しは腑に落ちました。両者のバランスの取れた食生活を送りたいです。

●私の田舎（佐賀）は、ほとんど、いりこ出汁で、アゴ出汁が少々という感じです。この実験は田舎談義に花を咲かせてくれました。

●自分は、いりこ出汁が塩を入れなくてもいいくらいで、鰹と昆布は塩が多目に必要でした。人と全然違う味覚の世界にいるのを感じました。

コラム　辛みの考察

～竹下さんのお話から辛味についてツラツラ考えたこと～

小澤裕子　（漢方専門薬局悠久庵 管理薬剤師）

「味の方向性」について新たな視点をいただき、特に「心臓に来る塩加減」は大変参考になりました。即、実践して料理の腕を上げさせていただきました。なので、感謝を込めて、辛味について竹下さんのお話から私なりに考察してみました。カルボナーラとペペロンチーノのお話です。（中医学の考え方も絡めました。）

カルボナーラには、生卵、ベーコン、チーズ、人によっては生クリーム、と、タンパク質とオイルが豊富に入っています。竹下説の一番「上」に位置すると言えるでしょう。パルミジャーノとベーコンで、すでに塩分は結構入っているのですが、さらに塩を加え、「心臓のあたりに来る」まで落として引き締めます。そうすると、ずっしりと重過ぎるのです。旨味と塩味のバランスが取れた状態のまま全体を少し浮かせるには、重いものを持ち上げる強力な力が必要ですが、本来一番上にある味ですから、上に向かう力はそれほどでなくても大丈夫なのです。そこで胡椒の登場です。胡椒は「実」です。未熟果を収穫して黒くなるまで乾燥させたものです。つまり、「植物の燃焼」という意味では不完全燃焼で、上に向かう力はさほど強くありません。でも、「未熟果は俊酸」と言われ、熟したものよりも作用が強力です。梅の実を思い出していただければ分かりやすいと思います。つまり、胡椒は

「強い力で少し浮かせる」のです。

一方、ペペロンチーノにはニンニクとたっぷりのオリーブオイルが使われています。タンパク質よりも脂質が豊富です。横へ横へと広がっていきます。これに輪郭を与え、求心的に引き締めるために、やはり塩が必要です。油と塩のバランスを保ったままカルボナーラと同じ美味しさのレベルにまで到達させるには、強力に上に引き上げなければなりません。そこで、充分に燃焼した真っ赤な唐辛子が必要になります。つまり、軽やかさを与える力は胡椒>唐辛子、引き上げる距離は、唐辛子>胡椒、ということになります。さらに唐辛子の帰経（きけい＝作用の行き先）は「心」です。「心臓に来る辛さ」なのです。だから、ペペロンチーノはカルボナーラほどの塩味がなくても、塩味を唐辛子の力で心臓に向かわせるので、美味しく感じるのだと思います。

竹下さんが挙げられた7種類の辛味のうち、唐辛子以外の主な帰経は「肺」です。リズム系の上部に作用すると言えます。香りと色彩が豊かで空気的な軽やかさと刺激的な感覚を与える「硫黄的」な力です。

一方、塩の帰経は「腎」なので、物質体の最深部に働きかけると言えます。骨も腎の主（つかさど）るところです。無色無臭で重さと形体を与える、その名の通り「塩的」な力です。塩味を感じるためには水に溶ける必要があり、空気とはあまり関係を持っていません。辛味と塩味はそういう意味では対極的と言えます。

「塩味は味に輪郭を与える」ということでしたが、王安石の著《字説》によると、芥子（カラシ）の「芥とは界の意味で、汗を発し気を散じ、我を界するものの意味である。」ということです。カラシだけでなく、「辛」の味は「肺」に帰経しますから、「肺は皮毛（ひもう）を主（つかさど）る」ので、皮膚へも影響します。辛味の作用はほとんどが発汗や発散を伴います。皮膚上の排泄によって、その反作用が自分の輪郭を意識させ、自他の境界を作るのでしょう。「輪郭を感じさせる」のは辛味と塩味の共通点と言えるかもしれません。

辛味と塩味は相まって、私たち自身と味に輪郭を与え、意識を目覚めさせ、食べ物に上へ下へと「さらなる美味しさ」を付与します。人は美味しいものに惹かれます。美味しいものを食べるために遠くまで出掛けたりもします。アストラル的な力は人を動かすのです。ものすごく美味しいと、感動さえします。魂まで動かされるのです。味に「方向性」つまりアストラル的な「動き」を見出された竹下さんのお話に、私は動かされたのでした。

小澤 裕子 プロフィール

小田原城の傍で漢方専門薬局を営む。漢方暦38年。各地で中医学講座を開く。1978年アントロポゾフィーと衝撃の出会い。仲正雄講演録《翁雄正話（おおきなおせわ）》編集発行人。2004年からアントロポゾフィー医学・薬学の研鑽を積む。「アントロポゾフィーに基づく日本薬剤師協会」理事。

註と文献

1 福島で栄養について考える

＊1 古層に属する仏典である「ブッダの真理のことば（ダンマパダ）」第十六章213「愛情から憂いが生じ、愛情から恐れが生ずる。愛情を離れたならば憂いが存在しない。どうして恐れることがあろうか？（岩波文庫 中村元著）」とあるように、仏教においては「愛」という語は迷いの根源として、渇愛、貪愛、痴愛、恩愛などと熟語されて否定的に把握される。仏教でも愛という語を、愛語、仁愛などと肯定的に使う場合もあるが、この場合は仏・菩薩からの苦悩の衆生への慈悲のまなざしをいう語である。なお、仏教では生死煩悩からの解脱としてのさとりの智慧を目指すので、他者との関係については「慈」と「悲」の三種の三縁をあげ、智慧による無縁の大悲を説く。

引用：ウィキアーク（浄土真宗で用いられる仏教用語の意味の解説HP）

＊2 叙階（じょかい）：キリスト教カトリック教会の秘跡（サクラメント）の一つで聖職者を任命すること。

＊3 日本で生産されている紅茶の総称。戦後すぐに生産され長い歴史があり、最近、新進気鋭の若手の和紅茶が次々誕生し、和紅茶全体が盛り上がっている。

＊4 20歳の頃、家族を養うため家庭教師として一時ケーニヒスベルクを出ているが、旅行は一般市民にとって普通の娯楽になる前の時代でもあった。ケーニヒスベルクは当時、学問の自由が保障された北ドイツ最高の学術都市で、晩年は自由を守るために戦った。

＊5 36年に満たない短い人生の3分の1にあたる10年以上を、旅先で過ごしている。多くの国々で「神童」の腕前を披露する一方、様々な音楽に触れ、最初の交響曲も旅先で作曲。モーツァルトは、旅は人を豊かにすると考えていたらしい。

＊6 「5th Generation」の略称、「第5世代移動通信システム」の意味。音声のアナログ電波送信（携帯電話）（1

G）、デジタル方式（メール・ネット）対応（2G）、パケット通信の高速化（3G）、スマートフォンやタブレット（4G）と進化し、さらなる「大容量化」「低遅延性」「同時多数接続」等が5Gで実現されるメリットの一方、セキュリティやプライバシーのリスクが高まることや、高周波電磁波の危険性のデメリットも言われている。

＊7 原子番号18番の元素、元素記号はAr。原子量は39.95。第18族元素（希ガス）。

＊8 「ぞうさん」や「やぎさんゆうびん」などで親しまれ「存在の詩人」と称された（1909〜2014）。「くうき」はだれかれのへだてなく、まったく普通に、気づかせもせずに、そこにいてくれる。全ての中にゆきわたり、あらゆるものをつないで流れて行く。すべてのいきものが兄弟であるとしめくくっている。

＊9 知覚における現象のひとつ。全体性を持ったまとまりのある構造（Gestalt. 形態）から全体性が失われてしまい、個々の構成部分にバラバラに切り離して認識し直されてしまう現象。幾何学図形、文字、顔など、視覚的なものがよく知られているが、聴覚や皮膚感覚においても生じうる。

＊10 映画『パイレーツ・オブ・カリビアン』シリーズに登場する架空の人物で、同作の主人公格である海賊。映画では俳優のジョニー・デップが演じた。

＊11 コーヒー・アート。バリスタによりエスプレッソを基本とする飲み物の上で作られたデザイン。

＊12 汁物、食物繊維、蛋白質、最後に炭水化物の順に摂る食事法。

＊13 食後急激に上昇した血糖値（140mg/dl 以上）がその後急降下する「血糖値の急激な変動現象」のこと。低血糖に伴う症状（強い空腹感、頭痛やイライラ感等）などが引き起こされ、問題視されている。

2プロセス的栄養論

＊1 『硫黄・塩・水銀プロセス 農業・錬金術の3原理を学ぶ』（竹下 哲生）〈マグノリア文庫6・1〉

＊2 Quercus phillyraeoides（姥目樫）、ブナ科コナラ属の常緑広葉樹。備長炭の原料として利用されている。

＊3　ダブルダッチ：2本のロープを使って3人以上で行なうなわとび。300年以上前ニュー・アムステルダム（現ニューヨーク）に入植したオランダ人によって持ち込まれた。1996年に日本ダブルダッチ協会（略称：JDDA）が発足、普及活動を行っている。
＊4　2012年の「流行語大賞」の年間大賞に持ちネタ『ワイルドだろぉ？』が選ばれた。
＊5　リアクション芸人の代表格「ヤバいよヤバいよ」などの口癖は多くの共演者達にものまねされている。
＊6　『収穫〜人と空と大地—ともに稔るバイオダイナミック農法』（マグノリア文庫6・2）

3

食品・毒・薬

＊1　主にアルバイトなどの非正規雇用で雇われている飲食店や小売店の（正社員も含めた）従業員が、勤務先の商品（特に食品）や什器を使用して悪ふざけを行う様子をスマートフォンなどで撮影し、ソーシャル・ネットワーキング・サービス（SNS）に投稿して炎上する現象を指す日本の造語。
＊2　神経性無食欲症（英：Anorexia nervosa）は病的な痩せを呈する摂食障害。若年層に好発し、ボディ・イメージの障害（「自分は太っている」と考えること）、食物摂取の不良または拒否、体重減少を特徴とする。神経性食思不振症、思春期やせ症とも言う。神経性大食症（過食症）をあわせた「中枢性摂食異常症（摂食障害）」は厚生労働省の特定疾患に該当し、重点的に研究が進められている。
＊3　（しんどふに）仏教用語。「身」（今までの行為の結果＝正報）と、「土」（身がよりどころにしている環境＝依報）は切り離せない、という意味。
（しんどふじ）食養運動のスローガン。「地元の旬の食品や伝統食が身体に良い。」という意味で、大正時代に「食養会」が創作した。
＊4　（いしづか さげん／1851〜1909年）福井県出身。医師・薬剤師。陸軍で薬剤監、軍医を勤めた。玄米・食養の元祖で、その食養は食養会につながり普及活動を行った。

＊5　芸術愛好家、好事家（こうずか）。半可通の芸術知識をひけらかす人。
＊6　（Ernst Heinrich Philipp August Haeckel, 1834〜1919年）は、ドイツの生物学者・哲学者・医師・比較解剖学者。「個体発生は系統発生を反復する」という「反復説」（Recapitulation theory）という独自の発生理論を唱えた。
＊7　東進ハイスクール国語科専任講師。テレビCM「いつやるか？　今でしょ！」は2013年度流行語大賞受賞。情報・バラエティ番組で一般人向けの解説者として人気。

4
エゴイズムの栄養学を超える

＊1　（英：Cinnamon）肉桂（ニッキ）桂皮（ケイヒ）。香り高く世界最古のスパイスといわれ、漢方ではその温熱作用で多く用いられている。常緑樹で樹皮と葉が主な使用部位。2年周期で刈り入れる。熱帯各地で幅広く栽培され、収穫の季節は特にない模様。
＊2　吉本興業所属のお笑いタレント。「右から左へ受け流すの歌」などムード歌謡ネタでブレイク。
＊3　ラヴォアジエ Antoine-Laurent de Lavoisier（1743〜1794年）。パリ出身の化学者、貴族。質量保存の法則を発見、酸素の命名、フロギストン説を打破したことから「近代化学の父」と称される。
＊4　ジョゼフ・プリーストリー（Joseph Priestley, 1733〜1804年）。イギリスの自然哲学者、教育者、神学者。酸化第二水銀を加熱し得られる気体が燃焼を激しくし、その気体の中でネズミが長生きすることを発見、ラヴォアジエに話した。この気体が酸素である。
＊5　姉歯建築士：2005年に起きた耐震偽装事件で実刑判決を受けた。
＊6　芥川龍之介著「蜘蛛の糸」は、児童向け短編小説。地獄に落ちた泥棒カンダタが、蜘蛛を助けたことから、釈迦がこの男に手を差し伸べたお話。
＊7　アメリカの漫画原作者。マーベル・メディア名誉会長。『スパイダーマン』生みの親。

＊8　酸とアルコールの間で水が失われて生成する結合。
＊9　コラム「スズメバチの愛し方」参照
＊10　『オカルト生理学 GA128』（ルドルフ・シュタイナー）高橋巖訳〈ちくま学芸文庫〉と『秘された人体生理』のタイトルで森章吾訳〈イザラ書房〉がある。
＊11　「蛋白質・脂肪・炭水化物・塩の作用」GA350『宇宙と人間存在の中のリズム』（ルドルフ・シュタイナー）1924年7月31日の講義。邦訳は『身体と心が求める栄養学』（西川隆範訳）〈風濤社〉
＊12　独特の苦みを持つ大部分は中腸腺。肝臓・膵臓の機能が合わさった肝膵臓。
＊13　渋味を感じるのは、舌や口腔粘膜のタンパク質と結合して変性する（収れん作用）によると言われている。粘膜分泌を抑える止瀉作用や整腸作用により、薬用に用いられるものが多い。
＊14　櫃まぶし：ウナギの蒲焼を用いた名古屋めしのひとつ。
＊15　漬物として使う干し大根が凍ってしまうのを防ぐために、大根を囲炉裏の上に吊るして燻し、米ぬかで漬け込んだ雪国秋田の伝統的な漬物。「がっこ」とは、漬物のことを呼ぶ秋田の方言。
＊16　ナビスコが販売するサンドイッチ状のクッキー。
＊17　（千振、学名：Swertia japonica）リンドウ科センブリ属の二年草。乾燥させ煎じて粉末にして飲む。薬効は、胃腸虚弱・下痢・腹痛・発毛など。

コラム「スズメバチの愛し方」
＊1　百田尚樹著〈講談社〉他に『永遠の0』など著書多数。
＊2　アントロポゾフィーの人間観と自然の叡智に基づいてつくられた医薬品。スズメバチの他、キク科の植物、マグネシウム、錫などの鉱物等10種類をそれぞれの希釈でポテンタイズしてできた複合剤。
＊3　プレパラートの秘密『収穫〜人と空と大地〜ともに稔るバイオダイナミック農法』〈マグノリア文庫6・

2〉P35〜36

＊4　愛の反対は憎しみではなく、無関心だと言うマザーテレサの言葉。

5　栄養学の奥義へ　〜味覚実験の導入〜

＊1　基礎代謝（英：Basal metabolism）：覚醒状態の生命活動を維持するために生体で自動的に（生理的に）行われている活動における必要最低限のエネルギー。一般成人で、1日に女性で約1,200、男性で約1,500キロカロリー（kcal）とされている。国立健康・栄養研究所の計算式（Ganpule の式）

男性：（0.0481 × W）+（0.0234 × H）−（0.0138 × A）− 0.4235）× 1000 / 4.186

女性：（0.0481 × W）+（0.0234 × H − 0.0138 × A − 0.9708）× 1000 / 4.186

（W：体重（kg）、H：身長（cm）、A：年齢（歳）

＊2　水島弘史（みずしま・ひろし）シェフ・料理科学研究家。1967年福岡県生まれ。恵比寿にフレンチレストラン「サントゥール」を開店。科学的調理理論を取り入れた独自の調理指導を始め、大学、企業の研究所にもデータを提供、新メニューの開発や調理システムのアドヴァイスも行う。著書に『「塩少々」をやめると料理はうまくなる』〈青春出版社〉『はかるだけで絶対失敗しないおもてなし料理 量 時間 温度』〈幻冬舎〉幻冬舎等がある。

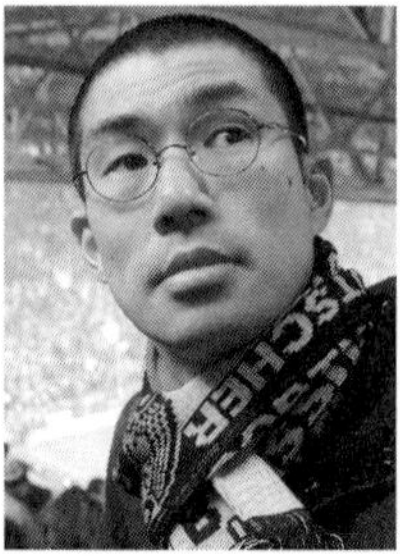

■ 講師プロフィール

竹下 哲生（たけした てつお）

1981 年　香川県生まれ。

2000 年　渡独。

2002 年　キリスト者共同体神学校入学。

2004 年　体調不良により学業を中断し帰国。

現在、四国アントロポゾフィー・クライス代表として活動中。

◉講義録

『硫黄・塩・水銀プロセス　農業・錬金術の３原理を学ぶ』
（マグノリア文庫 6-1）

『収穫　人と空と大地ーともに稔るバイオダイナミック農法』
（マグノリア文庫 6-2）

◉訳書

『キリスト存在と自我〜ルドルフ・シュタイナーのカルマ論〜』
（SAKS-BOOKS）

『アトピー性皮膚炎の理解とアントロポゾフィー医療入門』
（SAKS-BOOKS）　／他

■キャンパスを支え応援してくださっている方々

（敬称略・順不同）

（株）コロナ ◇ 内田 力

アポカリプスの会 ◇ 遠藤 真理

山本記念病院 ◇ 山本 百合子

日能研 ◇ 高木 幹夫

横浜 CATS ◇ 冠木 友紀子

ホリスティック空間ぐらっぽろ ◇ 船津 仁美

クプクプ自然療法サロン ◇ 樋渡 志のぶ

日本ホリスティック医学協会

　　関東支部・スピエネット有志 ◇ 降矢 英成

　　仙台支部有志 ◇ 萱場 裕

（株）カウデデザイン ◇ 寺岡 丈織・里沙

郡山中央倫理法人会 ◇ 三瓶 利正

神之木クリニックファンクラブ ◇ 竹村 洋一

Niederlausitz 病院有志 ◇ マルチン・ギュンター・シュテルナー

東日本大震災追悼の会スイス・ドルナッハ ◇ さら・カザコフ

終わりに

当法人では、皆さまの御支援を受けて、アグリ・キャンパスを開講しております。マグノリアの畑のオープン記念講演として、竹下哲生氏に「栄養学」をテーマとして講義していただき、その後、連続講座となりました。

「栄養学」は、私個人にとっても、大変興味あるところでした。それは、薬膳にしても、マクロビオティック、○○ダイエットにしても、その正しさがどこから来るものか納得できなかった経緯があります。真意も分からずに、やみくもに信じることもできず、結局はごく普通の食事を摂って来ました。この講義において、今までの疑問を払拭することができ、栄養について新しい概念を得たことは、私にとってはとても大きな喜びです。

さて、この講義の中では、いくつかの驚きというようなお話がありました。その一つは「カロリー」です。私自身がファミレスでメニューを決めるときに、指標の一つとしていたものが「カロリー」ですが、これが栄養として大した意味のないことだというのです。例えば、「冷えたご飯と温かいご飯とはカロリー的には同じですが、果たして栄養的に同じと言えるか?」このカロリー意識を改革するには、私自身少し時間がかかりました。刷り込みを変えることはなかなか難儀です。

また、竹下氏が愛の栄養学で述べている「栄養学を学ぶことは、世界を知るためなのです」にも驚きでした。

「食べることは、いただくことでもありますが、一方では自然とより深く結びつくことが出来るのです」という内容は、非常に納得できるものでした。

昨今の私たちは、あまりにもヴァーチャルな世界に生きすぎているので、自然を観察したり、感じたりすることが少なくなって来ています。私の小さい頃は、近くの沼に行ってザリガニ採りをしたり、野にある花を摘んだりして遊んだものです。今も金木犀の香りに秋の訪れを喜びと共に感じたりするのは、幼いころから慣れ親しんだ香りだからでしょう。

このような自然に対する体験が少なく、食べ物を「もの」として扱い、やれ栄養だ、体に良い悪い、という具合にしてしまい、香りや味や、歯ごたえに敏感になっていないのではないでしょうか？

私たちはもっと、体験を通して味覚、視覚、嗅覚、聴覚、触感という感覚を研ぎ澄まして、自然からの恵みである食べ物と深く関わることをしていく必要があるのでしょう。つまり食べ物の本質を知ろうとするなら、主体的感応能力を身に付けることが大事なのです。この講義録を通して、栄養の本質をお伝え出来たならば幸いです。

本書の校正やデザインはじめ制作には、多くの方々の御協力をいただきました。この場をお借りして感謝を申し上げます。


吉田秀美（ＮＰＯ法人マグノリアの灯 理事）

マグノリア文庫 6-3 ／マグノリア・アグリ・キャンパス 2018/2019 福島鏡石

愛の栄養学　カロリーを超えて

2020 年（令和 2 年）1 月 20 日　初版第 1 刷発行

講　師：竹下哲生
寄　稿：小澤裕子
発行人：山本 忍・橋本文男（キャンパス学長）
発行所：マグノリア書房
　　　　NPO 法人 マグノリアの灯事務所
　　　　〒969-0401 福島県岩瀬郡鏡石町境 445
　　　　Tel&Fax　0248-94-7353　magnolianohi1309@yahoo.co.jp
発売所：株式会社 ビイング・ネット・プレス
　　　　〒252-0303 神奈川県相模原市南区相模大野 8-2-12-202
　　　　Tel　042-702-9213
編　集：山本 忍・吉田秀美
装　幀：二宮知子
ＤＴＰ：SOU design
協　力：相磯美奈子 / 岩谷正美 / 尾竹架津男 / 栢本直行
　　　　齋藤美保 / 芹澤 匠 / 武田栄子 / 田中紀子
　　　　中山あゆみ / 橋本京子 / 橋本真理子 / 原田圭子
　　　　樋渡志のぶ / 船津仁美 / 本目信太郎 / 森 麗子
定　価：本体 2500 円 + 税